Michael Rakow

Pferde – gesund durch Homöopathie

Arbeitsbuch für die Praxis

6., aktualisierte Auflage

262 Tabellen

Sonntag Verlag · Stuttgart

Bibliografische Information der Deutschen Nationalbibliothek
Die Deutsche Nationalbibliothek verzeichnet diese Publikation in der Deutschen Nationalbibliografie; detaillierte bibliografische Daten sind im Internet über http://dnb.d-nb.de abrufbar.

Anschrift des Verfassers:

Dr. med. vet. Michael Rakow
Mühlleite 1
97457 Zeil am Main

1. Auflage 1996
2. Auflage 1998
3. Auflage 2000
4. Auflage 2003
5. Auflage 2007

Unsere Homepage: www.sonntag-verlag.de

Printed in Germany

Umschlaggestaltung: Thieme Verlagsgruppe
Verwendetes Foto von: www.fotolia.com
Satz: SOMMER media GmbH & Co. KG, Feuchtwangen
gesetzt in Arbortext APP-Desktop 9.1 Unicode M180
Druck: AZ Druck und Datentechnik GmbH, 87437 Kempten

ISBN 978-3-8304-9284-9 1 2 3 4 5 6

Auch erhältlich als E-book:
eISBN (PDF) 978-3-8304-9309-9

Wichtiger Hinweis: Wie jede Wissenschaft ist die Veterinärmedizin ständigen Entwicklungen unterworfen. Forschung und klinische Erfahrung erweitern unsere Kenntnisse, insbesondere was Behandlung und medikamentöse Therapie anbelangt. Soweit in diesem Werk eine Dosierung oder eine Applikation erwähnt wird, darf der Leser zwar darauf vertrauen, dass Autoren, Herausgeber und Verlag große Sorgfalt darauf verwandt haben, dass diese Angabe dem Wissensstand bei Fertigstellung des Werkes entspricht.

Für Angaben über Dosierungsanweisungen und Applikationsformen kann vom Verlag jedoch keine Gewähr übernommen werden. Jeder Benutzer ist angehalten, durch sorgfältige Prüfung der Beipackzettel der verwendeten Präparate – gegebenenfalls nach Konsultation eines Spezialisten – festzustellen, ob die dort gegebene Empfehlung für Dosierungen oder die Beachtung von Kontraindikationen gegenüber der Angabe in diesem Buch abweicht. Eine solche Prüfung ist besonders wichtig bei selten verwendeten Präparaten oder solchen, die neu auf den Markt gebracht worden sind. Vor der Anwendung bei Tieren, die der Lebensmittelgewinnung dienen, ist auf die in den einzelnen deutschsprachigen Ländern unterschiedlichen Zulassungen und Anwendungsbeschränkungen zu achten. Jede Dosierung oder Applikation erfolgt auf eigene Gefahr des Benutzers. Autoren und Verlag appellieren an jeden Benutzer, ihm etwa auffallende Ungenauigkeiten dem Verlag mitzuteilen.

Geschützte Warennamen (Warenzeichen) werden nicht immer besonders kenntlich gemacht. Aus dem Fehlen eines solchen Hinweises kann also nicht geschlossen werden, dass es sich um einen freien Warennamen handelt.

Vorwort zur 6. Auflage

Für die neue Auflage wurden die Arzneimittel, Potenzangaben und Dosierungen den Erfahrungen der letzten Jahre und dem aktuellen Stand angepasst.

In Zusammenarbeit mit dem Verlag wurde die Aufteilung innerhalb der Kapitel neu gestaltet: Einige Indikationen und Arzneien wurden tabellarisch erfasst, um eine größere Übersicht zu bekommen und das Auffinden und die Differenzierung der Arzneimittel zu erleichtern.

Der tabellarische Fragenkatalog zu den einzelnen Kapiteln soll die Erfassung der für die Arzneiwahl wichtigen Symptome in der Praxis vereinfachen.

Die Grundlagen zum Gebrauch des Buches (siehe Vorwort zur 1. Auflage) haben weiterhin ihre Gültigkeit.

Zeil am Main, im Herbst 2011
Dr. med. vet. Michael Rakow

Vorwort zur 1. Auflage

Homöopathische Therapie beim Pferd ist nicht nur einfach ein Trend unserer Zeit. Immer mehr Erkrankungen verlaufen auch bei unseren Tieren chronisch und können mit konventionellen Therapiemethoden nicht befriedigend zur Heilung gebracht werden. Das Pferd als Hochleistungstier, aber auch als Hobbytier mit einem hochgezüchteten Bewegungsapparat, mit der bekannten Krankheitsanfälligkeit im Verdauungs- und Atmungsapparat, reagiert sehr gut auf eine homöopathische Therapie, wenn sie gekonnt und mit großer Sorgfalt angewandt wird.

Dieses Buch ist Information über die Möglichkeiten homöopathischer Therapie beim Pferd, ist Nachschlagewerk und Lehrbuch zugleich. Es ist gedacht sowohl für den interessierten Laien, ganz gleich ob Hobbyreiter oder Turnierreiter, als auch für den an der Homöopathie interessierten und für den bereits homöopathisch arbeitenden Tierarzt.

Bei der homöopathischen Therapie von Tieren ist man auf die genaue Beobachtung des Tieres durch Tierbesitzer und Tierarzt angewiesen. Dieses Buch soll helfen, den Austausch von Beobachtungen, die Kommunikation zwischen Tierhalter und Therapeuten zum Wohle des Pferdes zu erweitern.

Nach einer knappen Einführung in die Grundlagen der Homöopathie werden die wichtigsten Erkrankungen, Krankheitskomplexe und ihre homöopathische Behandlung beschrieben. Dabei wurde besonderer Wert auf die ausführliche Darstellung der Symptome am Pferd gelegt. Erstmals wurden sehr ausführlich die Symptome am Pferd beschrieben, die bei einer bestimmten Erkrankung und einer bestimmten Symptomatik für die Arzneimittelwahl ausschlaggebend sind.

Sodann habe ich auf die kurze, knappe Form der Arzneinennung nach nur einem Leitsymptom mit Absicht verzichtet, da diese „Patentrezepte" im Einzelfall oft nicht zum Erfolg führen: Sie berücksichtigen nicht die Gesamtheit der Symptome, wie wir sie für die Wahl eines homöopathischen Arzneimittels nach Anwendung der Simileregel brauchen und wie sie *Hahnemann* gefordert hat.

Zum besseren Verständnis wurde zu Beginn eines größeren Kapitels, jeweils nach einer kurzen Erklärung des klinischen Sachverhaltes, eine Zusammenfassung der Fragen erstellt, die für einen bestimmten Krankheitskomplex, z.B. Lahmheiten, Magen-Darm-Erkrankungen, Atemwegserkrankungen usw., relevant sind, um die für die Arzneimittelwahl wichtigen Symptome und vor allem Modalitäten aufzuzeigen.

Der interessierte Laie erfährt auf diese Weise, auf welche Symptome er achten muss, wenn er sein Pferd homöopathisch behandeln bzw. behandeln lassen möchte. Der noch wenig erfahrene Therapeut hat hier eine Orientierungshilfe, um wichtige Angaben der Fallaufnahme (Anamnese) nicht zu übersehen.

Die nachfolgend dargestellten Symptome der Arzneimittel werden in ihrer Bedeutung dadurch verständlicher und ihre Differenzierung erleichtert. Es werden in erster Linie die Arzneimittel genannt und beschrieben, die für eine bestimmte Erkrankung von besonderer Bedeutung sind oder die sich in der Praxis des Autors besonders bewährt haben. Daneben werden auch weniger gebräuchliche Arzneimittel genannt, wenn eine entsprechende Symptomatik beim Pferd zu beobachten war.

Die Konsequenz dieser Vorgehensweise bedingt, dass eine Beschränkung der Indikationen erfolgen musste. Dieses Buch ist nicht gedacht als Lexikon, das für jede Erkrankung einen knappen Hinweis bringt. Es wurden schwerpunktartig nur die Erkrankungen beschrieben, für die sich das oben genannte Konzept verwirklichen ließ und die für die homöopathische Behandlung von tagtäglicher Bedeutung sind.

Angefügt wurde auch ein Kapitel über die Möglichkeiten der homöopathischen Behandlung von Verhaltensstörungen und Fehlverhalten beim Pferd, die in der Praxis immer größere Bedeutung erlangen.

Sollte das Konzept Anklang finden, wird es eine Erweiterung in zukünftigen Auflagen sicher geben.

Die Behandlung chronischer Fälle erfordert eine ausführliche Anamnese (Fallaufnahme), die alle Vorkrankheiten, Verhaltensänderungen, konstitutionellen Merkmale, haltungs- und umgebungsbedingten Besonderheiten erfasst und bewertet. Sie gehören in die Hand eines erfahrenen homöopathisch arbeitenden Tierarztes.

Ebenso selbstverständlich ist es, dass für jede Erkrankung eine klinische Untersuchung, gegebenenfalls auch Laboruntersuchungen, und die Erstellung einer klinischen Diagnose – soweit möglich – unabdingbare Voraussetzung für eine homöopathische Therapie sind. Nur so kann entschieden werden, ob eine homöopathische Therapie angezeigt und Erfolg versprechend erscheint.

Zeil am Main, im Herbst 1996
Dr. med. vet. Michael Rakow

Inhaltsverzeichnis

Teil III

Teil IV

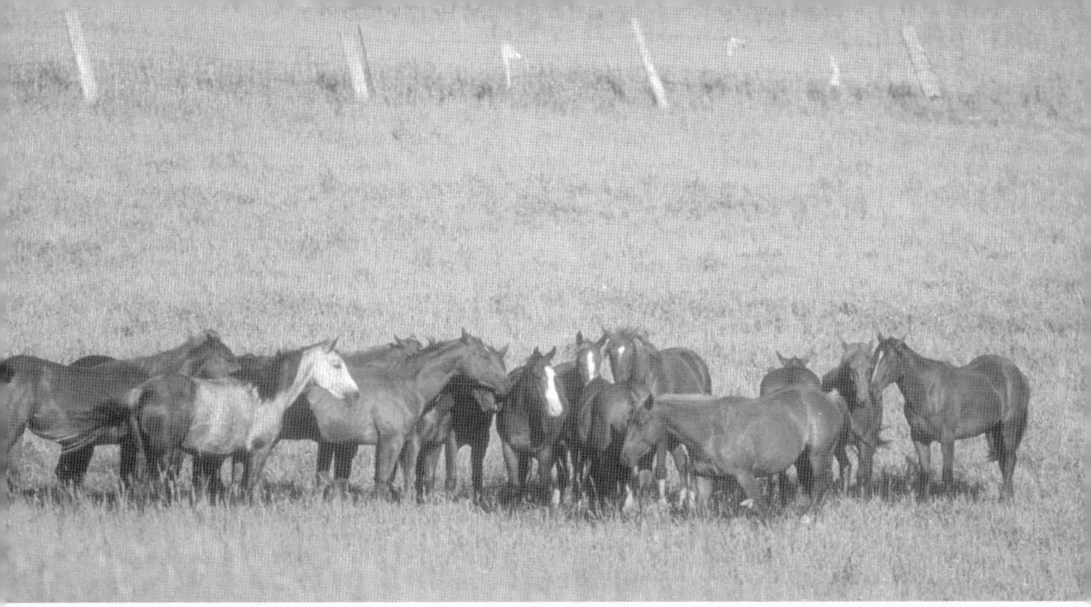

Teil I Grundprinzipien homöopathischer Praxis

1 Homöopathie – eine bewährte Regulationstherapie

Homöopathie ist eine genau definierte Therapiemethode, die nach festen Regeln angewandt wird. Begründer ist *Christian Samuel Hahnemann*, er lebte von 1755–1843, war Apotheker und Arzt.

Er veröffentlichte 1796 in *Hufelands Journal* den Artikel: „Versuch über ein neues Prinzip zur Auffindung der Heilkräfte der Arzneisubstanzen, nebst einigen Blicken auf die bisherigen."

Grundgedanken und genaueste, sehr differenzierte Anweisungen zur homöopathischen Behandlung finden wir in Hahnemanns „Organon der Heilkunst". Es erschien in der ersten Auflage 1810. *Hahnemann* war ein sehr genau beobachtender und auch kritischer Mensch, immer wieder passte er einzelne Formulierungen in seinem „Organon" seinen Erfahrungen an, sodass es am Ende in der 6. Fassung vorlag.

Weitere, sehr umfangreiche Werke von *Hahnemann* sind „Die Reine Arzneimittellehre" und die „Chronischen Krankheiten".

Die wichtigsten Prinzipien der Homöotherapie sind:
- die Simileregel = Ähnlichkeitsregel
- die Arzneimittelprüfung am gesunden Menschen
- die Potenzierung der homöopathischen Arzneimittel
- die Individualisierung

1.1 Grundprinzip: „Simileregel"

Hahnemann machte in seinem berühmten Chinarindenversuch die Erfahrung, dass eine kleine Menge der Chinarinde in der Lage war, bei ihm ein ganz ähnliches Wechselfieber zu erzeugen, wie er es von der Malaria her kannte.

Er schloss daraus – und konnte dies in sehr vielen Beobachtungen bestätigen – dass eine kleine Dosis dieser Chinarinde in der Lage sein müsse, ein solches Wechselfieber zu heilen.

Es gab einige Vorläufer dieser Idee, z. B. *Paracelsus*, auch *Cullen*. *Hahnemann* aber gelang es, auf Grund seiner umfassenden Kenntnisse der Medizin und Pharmazie seiner Zeit und durch seine genauen Beobachtungen, das Gesetzmäßige dieser Beobachtung zu erkennen und zu formulieren:

Simileregel
Similia similibus curentur = Ähnliches kann durch Ähnliches geheilt werden.

Dies bedeutet:

Ein Mittel, z. B. **Belladonna,** die Tollkirsche, das für sich in der Lage ist, ein bestimmtes Fieber mit einer ganz spezifischen Symptomatik, beim Pferd z. B. starkes

Schwitzen, Übererregbarkeit, weite Pupillen u.a. **hervorzurufen**, ist in der Lage, in einer kleinen Dosis ebensolche Fiebersymptome zu **heilen**.

Lachesis, das Gift einer Viper, verursacht ganz andere Fiebersymptome, die mehr mit Sepsis, Nekrose (Zerstörung) des entzündeten Gewebes und Kreislaufstörungen einhergehen. Eine kleine Dosis dieses Mittels Lachesis ist in der Lage, die ihm ähnlichen Fiebersymptome zu heilen.

Merke: Hierbei zeigt sich schon, dass es in der Homöopathie nicht *ein* Mittel für eine Erkrankung, z. B. Fieber, Bronchitis, Durchfall, gibt. Je nach Ausprägung der individuellen Symptome am Tier muss ein *„ähnliches“* Arzneimittel für das Pferd gefunden werden.

1.2

Grundprinzip: „Arzneimittelprüfung am gesunden Menschen“

1.2.1 Methodik

Um die Symptome zu erhalten, die zu einer Arznei gehören, führte *Hahnemann* – und nach ihm noch viele andere Homöopathen – Arzneimittelprüfungen durch: Kleine Dosen eines Arzneimittels, z.B. **Nux vomica,** wurden und werden über einen bestimmten Zeitraum von gesunden Menschen eingenommen und alle Symptome, die dabei auftraten bzw. auftreten, genauestens aufgeschrieben.

Noch heute werden – angepasst an moderne wissenschaftliche Methoden – Arzneimittelprüfungen am Menschen im sogenannten Doppelblindversuch durchgeführt: Der Prüfling weiß nicht, welches Arzneimittel er nimmt, oder ob er überhaupt eine Arznei nimmt, da immer eine sogenannte Placebogruppe geführt wird, die eine Arznei ohne Wirkstoff, in der Regel Milchzucker, enthält.

In genau zu führenden Protokollheften wird der allgemeine Gesundheitsstatus mit Laborwerten vor und nach der Prüfung erfasst und die auftretenden Symptome werden genau beschrieben und eingetragen. Man kann sich leicht vorstellen, dass die individuellen Unterschiede auch eine ganz unterschiedliche Ansprechbarkeit auf eine Arznei ergeben. So ist es möglich, dass bei einem Prüfling bei **Nux vomica** bestimmte Symptome der Atemwege, z.B. morgendlicher Schnupfen, auftreten, beim nächsten mehr Magensymptome, beim übernächsten mehr Darmsymptome, die sich dann in ihrer Ausprägung noch sehr deutlich unterscheiden.

Merke: So kommt man zu einer *Vielzahl von Symptomen,* die nach dem sogenannten „Kopf-zu-Fuß-Schema“ in Symptomenreihen zusammengestellt werden.
Die Zusammenfassung ergibt das *Arzneimittelbild* einer Arznei. Diese Arzneimittelbilder sind in *Arzneimittellehren* nachzulesen.

1.2.2 Vom Symptom zum Simile

Die Symptome der Arzneimittelbilder sind ein wichtiges Kernstück homöopathischer Therapie, denn man sucht für ein krankes Pferd das Arzneimittel, dessen Symptomenreihe den Symptomen des kranken Tieres am ähnlichsten ist. Dieses **Simile** wird therapeutisch eingesetzt.

Aus den Arzneimittelprüfungen hat man sehr differenzierte Symptome erhalten. Es gibt jedoch noch andere Quellen für die Arzneimittelbilder, die bei den Tieren von großer Bedeutung sind: Die **Toxikologie**, d. h. die Lehre von der Giftwirkung einer Arznei, gibt oft die Richtung der Arzneiwirkung auch für die homöopathische Therapie an.

Symptome aus der akuten Vergiftung

Bei **Belladonna,** der Tollkirsche, gibt es zahlreiche, sehr genaue Berichte über die akuten Vergiftungssymptome, besonders bei Kindern, da diese leicht die giftigen Beeren aufnehmen.

Es treten Symptome auf wie: starke Bewusstseinsstörung mit zunächst Übererregbarkeit und Schreckhaftigkeit bei Licht, Berührung, Geräuschen, die sich in heftigsten Bewegungen bis zu Krämpfen äußern können. Der Kopf ist hochrot mit weiten Pupillen. Später stellt sich ein Stadium mit delirienhaften Zuständen ein, in denen eine Ansprechbarkeit kaum noch gegeben ist. Personen werden nicht erkannt, angstvolle Träume von Geistern usw. herrschen vor. Der Körper ist von Schweiß bedeckt.

Auch diese Symptome des Vergiftungsbildes gehören zum Arzneimittelbild von Belladonna. Man findet ähnliche bei Kindern, wenn sie stark fiebern und setzt dann Belladonna sehr erfolgreich ein.

Symptome aus der chronischen Vergiftung

Die Symptome, die bei einer chronischen Vergiftung, d. h. der längeren Einwirkung einer kleineren Giftmenge auf einen Organismus auftreten, geben nicht so dramatische, dafür aber differenziertere Zeichen, die ebenfalls in die Arzneimittelbilder einfließen:

Beispiel

Chronische **Bleivergiftungen** waren früher bei Menschen und den verschiedenen Tierarten gar nicht so selten. Die dabei auftretenden Lähmungen beim Pferd z. B. des Nervus recurrens, die zum Kehlkopfpfeifen führen, als auch Sektionsberichte mit entsprechenden organischen Veränderungen z. B. der Nieren sprechen für sich.

Die sogenannte „Bleikolik" war gefürchtet und hat eine ganz spezifische Symptomatik. Diese Symptome gehören ebenfalls zum Arzneimittelbild, hier von **Plumbum** und wir setzen dieses Mittel beim Pferd sehr erfolgreich in homöopathischer Potenz ein, wenn Koliksymptome **ähnlich** denen sind, die wir von der Bleikolik her kennen (die Ursache ist in der Regel eine andere, z. B. Kotanschoppung durch Darmlähmung).

Erfahrungen am kranken Tier

Eine weitere Möglichkeit, Symptome in ein Arzneimittelbild aufzunehmen, ist die therapeutische Erfahrung mit einem homöopathischen Arzneimittel bei einer bestimmten Symptomatik am kranken Tier (gilt auch für den Menschen).

Wird bei einer bestimmten Tierart eine ganz bestimmte Symptomatik, z. B. schmerzhafte Exostosen am Griffelbein nach einem Trauma beim Pferd, von verschiedenen Therapeuten immer wieder mit einem bestimmten Arzneimittel (hier **Symphytum,** der Beinwell) geheilt, so fließen diese Symptome ebenfalls in das Arzneimittelbild ein.

Merke: Diese Quelle der Symptome spielt beim Tier eine größere Rolle als beim Menschen, da hier die tierartspezifischen Gegebenheiten direkt berücksichtigt werden können. Die Beobachtung am kranken Tier ist auch bei Arzneimitteln wichtig, die erst in neuerer Zeit entdeckt wurden (z. B. *Flor de Piedra, Harpagophytum*) und bei denen noch keine ausreichenden Arzneimittelprüfungen vorliegen.

Übertragung (Transduktion) von Symptomen

In der Veterinärmedizin müssen Symptome der Arzneimittelprüfungen am Menschen bzw. der Arzneimittelbilder beim Menschen auf die Gegebenheiten der verschiedenen Tierarten übertragen werden.

Ideal wären Arzneimittelprüfungen an Tieren. Diese haben jedoch bisher nur zu unbefriedigenden Erfolgen geführt, da die subjektiven Empfindungen, z.B. Magenschmerzen, die nach dem Essen auftreten mit dem Gefühl eines Steines im Magen, so beim Tier nicht zu objektivieren sind. Daher hat es sich bewährt, die Symptome der Arzneimittelbilder vom Menschen (ergänzt durch die akute und chronische Toxikologie) auf das Tier zu übertragen. Dabei müssen z.B. die ganz unterschiedlichen Verdauungssysteme der verschiedenen Tierarten berücksichtigt werden. Das Zyklusgeschehen der weiblichen Tiere unterscheidet sich ebenfalls sehr deutlich von dem des Menschen und auch zwischen den verschiedenen Tierarten usw. Auch unterschiedliche Verhaltensweisen (das Pferd als Fluchttier reagiert auf äußere Reize ganz anders als ein Hund oder eine Katze) müssen beachtet werden.

Merke: Die Übertragung oder Transduktion der Symptome erfolgt z. B. unter Beachtung anatomischer, physiologischer und pathophysiologischer Zusammenhänge und Gegebenheiten.

Beispiel

Die Darmkolik eines Pferdes, die auftritt, wenn das Pferd sich über eine Kiste mit Hafer hergemacht hat, entspricht bei einer bestimmten Symptomatik, z. B. starke Schmerzen mit aufgekrümmtem Rücken, heftiges Ausschlagen bei Berührung, Blähungen, Kotdrang, dem **Nux-vomica**-Bild.

Beim Menschen werden beschrieben: Plötzliche, krampfartige, starke Schmerzen mit Blähungen, Drang auf den Stuhl nach Aufnahme von zu vielem Essen.

Zusammenfassung

Merke: Symptome der *Arzneimittelbilder* beim *Tier* sind die Grundlage der Auffindung des ähnlichsten Arzneimittels.

Quelle dieser Symptome:

- Symptome der Arzneimittelprüfung am gesunden Menschen
- Symptome der akuten Vergiftung
- Symptome der chronischen Vergiftung
- Symptome durch Bestätigung am kranken Tier
- Übertragung/Transduktion von Symptomen auf die verschiedenen Tierarten

1.3 Grundprinzip: Potenzierung

1.3.1 Wesen und Methodik

Hahnemann erkannte sehr bald, dass seine homöopathischen Arzneimittel in geringerer Dosis sehr viel besser und milder wirkten. Er entwickelte daher das sogenannte Potenzierungsverfahren:

Merke: Die Arznei wird nach einem ganz bestimmten Verfahren im Verhältnis *1 : 10* (Dezimalpotenzen, *D-Potenzen), 1 : 100* (Centesimalpotenzen, *C-Potenzen*) oder *1 : 50 000 (Q-Potenzen, LM-Potenzen)* verdünnt.

Im deutschsprachigen Raum sind die sogenannten **D-Potenzen** = Dezimalpotenzen, am gebräuchlichsten:

- 1 Teil der Urtinktur beispielsweise von **Belladonna** wird verdünnt mit 9 Teilen eines vorgeschriebenen Alkohols. Dann wird Energie in Form von 10 kräftigen Schüttelschlägen hinzugefügt und man erhält so die **D 1,** die die Ausgangssubstanz in einer Konzentration von 10^{-1} enthält.
- 1 Teil der **D 1** wird nun wieder mit 9 Teilen eines vorgeschriebenen Alkohols verdünnt und 10-mal geschüttelt. Man erhält damit **Belladonna D 2,** das die Ausgangssubstanz im Verhältnis 10^{-2} enthält.
- Nun wird entsprechend weiter potenziert: 1 Teil der **D 2** wird mit 9 Teilen Alkohol verdünnt, 10-mal geschüttelt usw.

Belladonna D 6 enthält die Ausgangssubstanz dann im Verhältnis $1 : 10^{-6}$.

Merke: Ab der *D 23* wird die Loschmidt'sche Zahl erreicht, bei der in 1 ml kein Molekül der Ausgangssubstanz mehr nachweisbar ist. Aber auch die sog. Hochpotenzen wie *Belladonna D 30* und *D 200* haben am Patienten deutliche Wirkung gezeigt.
Man geht davon aus, dass die *Information* der Arznei weitergegeben wird und dadurch den spezifischen Reiz im kranken Organismus setzen kann.

Gebräuchliche Klassifizierungen:

- **tiefe Potenzen: Urtinktur, D 1–D 8**
- **mittlere Potenzen: D 9–D 20**
- **hohe Potenzen: ab D 21**

Die Angaben sind bei verschiedenen Autoren etwas unterschiedlich.

1.3.2 Formen potenzierter Arzneimittel

Dilution

Homöopathische Arzneimittel gibt es als alkoholische Verschüttelung (Tropfen) wie zuvor beschrieben, die man als Dilution bezeichnet.

Trituration oder Tabletten

Außer mit Alkohol wird in entsprechender Weise auch mit Milchzucker potenziert. Man erhält damit Trituration (Pulver) oder Tabletten (werden aus der Trituration durch Pressen hergestellt).

Globuli

Die Globuli (Streukügelchen) entstehen durch Besprühen von Rohrzuckerkügelchen mit der entsprechenden Potenz des Arzneimittels.

Bis auf wenige Ausnahmen gibt es homöopathische Arzneimittel in allen genannten Zubereitungsformen, viele zusätzlich auch als Injektionslösung.

Merke: Die Herstellung der sogenannten *Urtinkturen* bzw. Ausgangssubstanzen sowie die Potenzierungsverfahren sind für die verschiedenen Arzneimittel genau definiert und vorgeschrieben im *Deutschen Homöopathischen Arzneibuch.* Dieses ist damit die gesetzliche Grundlage für die Sicherung der Qualität der homöopathischen Arzneien.

1.3.3 Potenzwahl

Welches Arzneimittel in welcher Potenz am besten anzuwenden ist, ist von Arznei zu Arznei verschieden. Die anzuwendende Potenz richtet sich auch nach der Art der Erkrankung, der Individualität des Tieres und der persönlichen Erfahrung des Therapeuten.

In der Homöopathie Unerfahrene richten sich am besten zunächst nach den in der Literatur gemachten Angaben. Als grobe Richtlinie kann gelten:

Indikation	Potenz
akute Erkrankungen einzelner Organe oder Organsysteme (Magen-Darm, Atemwege usw.)	**eher tiefe Potenzen**
subakute Erkrankungen und funktionelle Störungen (Leber, Niere)	**eher mittlere Potenzen**
chronische Erkrankungen (Hauterkrankungen)	**eher höhere Potenzen**

Dies ist jedoch nur eine ganz allgemeine Richtlinie, es gibt im Einzelfall für bestimmte Erkrankungen und bestimmte Arzneimittel davon abweichende Angaben [z. B. ist bei einem akuten Trauma mit Hämatom (Bluterguss) oder Blutung, die mit Schmerzhaftigkeit einhergehen, **Arnica** in der **D 30** sehr bewährt].

1.3.4 Ausgangsstoffe und Herkunft homöopathischer Arzneimittel

Wie sich aus dem zuvor Beschriebenen z. T. schon ergeben hat, sind zwar die meisten der fast 3000 bekannten homöopathischen Arzneimittel pflanzlichen Ursprungs, aber keineswegs alle. Man unterscheidet daher:

Arzneimittel	Beispiel
pflanzliche Herkunft	• Belladonna (Tollkirsche) • Arnica (Bergwohlverleih) • Rhus toxicodendron (Giftsumach)
tierische Herkunft	• Lachesis (ein Viperngift) • Apis (Honigbiene) • Sepia (Tintenfisch)
mineralische Herkunft	• Calcium carbonicum Hahnemanni (Austernschalenkalk) • Silicea (Kieselsäure) • Arsenicum album (Arsenik) • Sulfur (Schwefel)
aus Krankheitserregern oder aus deren Produkten	• Pyrogenium (zersetztes Rindfleisch) • Tuberculinum (abgetötete Tuberkelerreger)

Diese sogenannten **Nosoden** in homöopathischer Zubereitung werden selbstverständlich aus abgetöteten Erregern hergestellt und sind in homöopathischer Zubereitung ungefährlich. Sie haben sich bei bestimmten Erkrankungsformen sehr bewährt. Auch von diesen Arzneien gibt es Arzneimittelprüfungen und Arzneimittelbilder und entsprechend diesen werden sie von erfahrenen Homöopathen eingesetzt.

1.3.5 Anwendung und Einsatz homöopathischer Arzneimittel

Verabreichung

Häufigkeit

Auch hier kann es nur allgemeine Richtlinien geben, im Einzelfall muss individuell die Arzneigabe wiederholt werden. Grundsätzlich gilt, dass mit **deutlicher Besserung** der Symptome die Arzneigabe (Häufigkeit der Verabreichung) **verringert** werden oder das Arzneimittel **abgesetzt** werden sollte. Es ist beim Tier nicht immer einfach festzustellen, ob bei objektivierbarer Besserung der Symptome noch Restbeschwerden (z. B. Blähungen mit zeitweisen Schmerzen) vorhanden sind. Daher ist es beim Tier bei organischen Veränderungen oft notwendig, ein Mittel noch weiterzugeben, auch wenn eine Besserung eingetreten ist.

Merke: Zu beachten ist, dass bei deutlicher Veränderung der Symptomatik die dann vorhandenen Symptome möglicherweise nicht mehr der zunächst gegebenen Arznei entsprechen. Wenn die Ähnlichkeit nicht mehr gegeben ist, ist entsprechend den dann vorhandenen Symptomen eine *Folgearznei* zu wählen.

Bei einer akuten Atemwegsinfektion beispielsweise kann es sein, dass zunächst ein sehr trockener, krampfhafter, anfallsweiser Husten ohne Auswurf besteht. Das passende Arzneimittel wäre **Cuprum aceticum.** Wenn der Husten sich dann ändert und beispielsweise rasselnd wird, mit gelblichem Nasenausfluss, die Hustenanfälle nicht mehr so krampfhaft sind, dann passt die nun vorliegende Symptomatik nicht mehr zu Cuprum, es muss ein Folgemittel gefunden werden, das z. B. **Stannum** sein könnte.

Wie häufig eine Arznei im Einzelfall gegeben, wann ein Folgemittel eingesetzt wird, ist auch abhängig von der persönlichen Erfahrung des Therapeuten. Grundsätzlich kann als Richtlinie für die Häufigkeit der Verabreichung angegeben werden:

Krankheitsform, Krankheitsphase	Häufigkeit der Gabe
perakute Erkrankungen (plötzlich hohes Fieber, Kolik usw.)	**alle 10–20–30 Minuten** Wichtig: Bei Anzeichen einer Besserung Arzneigabe verringern oder Arzneimittel absetzen!
akute Erkrankungen (akute Bronchitis, Darmerkrankung, Lahmheit)	**2–3 × täglich, eher tiefe Potenzen**
subakute Erkrankungen (schon einige Tage bestehende Lahmheit, Bronchitis etc.)	**1–2 × täglich, eher mittlere Potenzen**
chronische Erkrankungen (Haut, Atemwege)	**1–2 × pro Woche D 30** 1-malig **D 200,** eventuell Wiederholung nach 3–4 Wochen
chronische Erkrankungen mit Vorliegen von **irreparablen organischen Veränderungen** (z. B. Arthrosen, Lungenemphysem oder ähnlichem)	**tägliche** Verabreichung eines der Pathologie entsprechenden Arzneimittels in tiefer oder mittlerer Potenz oder tiefer greifende **Reaktionsmittel 1–2 × pro Woche D 30** in bestimmten Fällen eine **1-malige Gabe** von **D 200** (z. B. **Tuberculinum** bei chronischen Atemwegserkrankungen

Applikation

In der Regel bereitet die Verabreichung der homöopathischen Arzneimittel wenig Schwierigkeiten, da sie von den meisten Pferden gut aufgenommen werden. Verschiedenste Möglichkeiten haben sich in der Praxis bewährt.

Merke: Die Wirkung ist am intensivsten und schnellsten bei direkter Aufnahme über die Mundschleimhaut.

Dies ist auf folgende Art und Weise zu erreichen:

- Auf einen kleinen Plastiklöffel gibt man etwas Wasser, dazu das Arzneimittel in Dilution, zieht das Ganze mit einer kleinen Plastikspritze auf und verabreicht es seitlich in die Mundhöhle. (Manchen Pferden kann man auch angewöhnen, ihre Arznei mit dem Löffel direkt zu nehmen.)
- In gleicher Weise kann man mit Globuli verfahren. Diese sind auf Rohrzuckerbasis und die Lösung wird wegen ihres süßen Geschmacks in der Regel sehr gut aufgenommen. Man muss dabei nur berücksichtigen, dass die Globuli sich erst nach einigen Minuten auflösen. Man lässt den Plastiklöffel mit Wasser und den Globuli einfach solange liegen, bis diese sich aufgelöst haben.
- Globuli können aber genauso gut direkt eingedrückt in frisches Brot, Karotten oder Äpfel verabreicht werden.

▼

Entsprechend ist auch eine direkte Applikation über die Auflösung von Tabletten oder Trituration möglich, die sich beim Pferd aber nicht so bewährt hat.

- Besonders bei den Hochpotenzen **D 30** und höher und bei sehr akuten Erkrankungen, z. B. Koliken ist die direkte Verabreichung sinnvoll.
- Wo die direkte Verabreichung nicht möglich ist, besonders wenn eine Verabreichung über längere Zeit notwendig wird, hat sich bewährt,
  - die Dilution auf ein Stück Brot oder ein Stück Zucker aufzuträufeln,
  - die Globuli in Brot einzudrücken und dann dem Pferd zu geben.

Die Dosierung

Die Dosierung ist für alle homöopathischen Arzneimittel für **eine Tierart** gleich, da es um den spezifischen Energiereiz geht und nicht um eine Einwirkung auf substanzieller Basis wie bei konventionellen Arzneimitteln.

Die Dosisempfehlung

- Ein **erwachsenes Pferd** erhält
  - 10 Tropfen Dilution oder
  - 10 Globuli oder
  - 3 Tabletten oder
  - 1 Löffelspitze Trituration oder
  - 8,0 ml Injektionslösung
- **Ponys** oder **Fohlen** erhalten entsprechend nur die Hälfte oder ⅔ der Dosis. Bei allen Potenzen **D 30** oder **D 200** genügen nach der Erfahrung des Autors:
  - 5–8 Tropfen Dilution (je nach Größe) oder
  - 5–8 Globuli (je nach Größe) oder
  - 5,0 ml Injektionslösung

Beim Pferd hat sich die Verabreichung von **Dilution** oder **Globuli** oder auch die Injektion i. v. am besten bewährt.
Letztlich ist es aber die persönliche Erfahrung des einzelnen Therapeuten, welche Arzneiform ein Pferd am besten aufnimmt oder welche Arzneiform am besten zu verabreichen ist.

1.4 Grundprinzip: Individualisierung

Aus dem bisher Beschriebenen ergibt sich schon, dass man in der Homöpathie nicht **ein** Mittel für eine bestimmte Erkrankung gibt, sondern für die **individuelle Symptomatik**, die ein Tier mit einer bestimmten Erkrankung und **in seiner Krankheit** zeigt.

Diese **Individualität**, d. h. die individuelle Ausprägung von Symptomen zeigt sich auf verschiedene Art und Weise. Pferde mit einer fieberhaften Erkrankung der Atemwege bspw. können sich unterscheiden durch:

- auslösende Ursache (Causa)
- die Verhaltenssymptome
- die Allgemeinsymptome
- die Modalitäten
- die Lokalsymptome

1.4.1 Auslösende Ursachen (Causa)

Hierin werden alle Einflüsse zusammengefasst, die eine Krankheit auslösen können. Diese auch als **Causa** bezeichneten Krankheitsursachen spielen für die Arzneimittelwahl sehr oft eine wichtige Rolle. Man findet sie unter der Bezeichnung: **Folge von ...**

Wichtig ist dabei jedoch, dass z. B. die als Causa angenommene Auslösung durch Kälte und Nässe oder einen kalten Wind auch **tatsächlich ursächlich** für die Erkrankung ist. Man muss sich davor hüten, in jeden Krankheitsfall eine Causa hineinzuinterpretieren. Lässt sich für eine Erkrankung die auslösende Ursache nicht feststellen, so muss die Arzneimittelwahl eben aufgrund anderer Symptome erfolgen.

Es ist ein bekanntes Prinzip, dass alle möglichen Umwelteinflüsse das Immunsystem von Tier und Mensch beeinträchtigen und damit Wegbereiter für Erkrankungen sein können. Dies bezieht sich sowohl auf Witterungseinflüsse als auch auf sonstige körperliche Einflüsse (z. B. Trauma, Überanstrengung, Geburt, Aufnahme von zu viel oder verdorbenem Futter) oder auf psychische Einflüsse (Schreck, Angst, Verbringen in einen anderen Stall, Verkauf usw.).

Einflüsse	Beispiel (Folge von)
Witterungseinflüsse	• Kälte, Nässe, kalter Wind • Überhitzung, Hitze, Sonneneinstrahlung • Wetterwechsel (warm zu kalt aber auch umgekehrt)
körperliche Einflüsse	• Überanstrengung, Schwitzen • Sturz, Anschlagen • Aufnahme von zu viel, nicht artgerechtem, verdorbenem Futter • übermäßiger Endoparasitenbefall
psychische Einflüsse	• übermäßiges Training (körperliche und/oder psychische Überforderung) • Verbringen in einen anderen Stall, eine andere Box, auf die Weide, von der Weide zurück • Verkauf, Besitzerwechsel • Angst, Schreck (Erlebnisse beim Verladen)

1.4.2 Die Verhaltenssymptome

Hierzu gehören bei Fieber z. B. folgende:

- Die Tiere können in ihrem Fieber sehr unruhig sein, schreckhaft, berührungsempfindlich, heftig reagieren auf Geräusche, auf die Untersuchung, sogar auf Personen, die auch sonst mit ihnen umgehen.
- Pferde können umgekehrt durch das Fieber ganz matt und apathisch – teilnahmslos erscheinen. Sie reagieren dann kaum auf ihre Umgebung. Man sieht ihnen sofort an, dass sie schwer krank sind.
- Pferde können im Allgemeinbefinden ganz ungestört erscheinen, obwohl sie hohes Fieber haben. Dies hat den Nachteil, dass man oft viel zu spät merkt, dass sie wirklich krank sind.

1.4.3 Die Allgemeinsymptome

Hierzu gehören all die Symptome, die das Pferd in seiner Gesamtheit betreffen, unabhängig vom Krankheitsherd. In unserem Beispiel wäre das möglicherweise:

- starke Schweißbildung im Fieber oder auch überhaupt kein Schweiß
- Inappetenz oder normale Nahrungsaufnahme
- großer Durst oder Durstlosigkeit im Fieber
- Rötung der Schleimhäute (zu sehen an den Bindehäuten, in der Mundschleimhaut), Blässe oder bläuliche Verfärbung
- Kreislaufsymptome wie harter, schneller Puls, schwacher Puls usw.

1.4.4 Die Modalitäten

Das sind alle Einflüsse, die sich bessernd oder verschlimmernd auf einen Krankheitszustand auswirken. Hierzu gehören z. B. Besserung oder Verschlimmerung eines Hustens:

- durch Wärme oder Kälte, durch Nässe, Wind oder andere Witterungseinflüsse
- durch Ruhe oder Bewegung
- im Freien oder im Stall
- durch Futteraufnahme, Tränkeaufnahme und vieles andere

1.4.5 Die Lokalsymptome

Lokalsymptome wie z. B. Bronchitis, Durchfall o. ä. sind, wenn sie nicht näher bezeichnet sind, für die Arzneimittelwahl nicht von sehr großer Bedeutung. Es muss jedoch berücksichtigt werden, dass ein Mittel immer Bezug (Homöopathizität) auch zur Lokalsymptomatik eines Tieres haben muss. Nur erlaubt die Bezeichnung des Krankheitsherdes allein keine Differenzierung mehrerer infrage kommender Arzneien. Diese Differenzierung ist leichter möglich, wenn das Lokalsymptom so genau wie möglich in seiner Ausprägung beschrieben werden kann.

Ein **vollständiges Lokalsymptom** hat schon eine Bedeutung, vor allem bei akuten Erkrankungen. Es hat außerdem den Vorteil, dass wir es am Tier objektiv feststellen können, was eine Fehlinterpretation wie sie z. B. bei Verhaltenssymptomen gegeben sein kann, ausschließt.

Zu einem vollständigen Lokalsymptom gehören beispielsweise:

- Aussehen einer Veränderung (z. B. bei Verletzungen oder Sekreten):
  Nasenausfluss: wässrig, schleimig, gelblich, grünlich
  Kot: wässrig, hell, dunkel, blutig usw.
- Art der Veränderung oder des Sekretes:
  Nasenausfluss mild oder wundmachend, dünnflüssig oder dickschleimig
- Art der Beschwerden, die damit verbunden sind:
  mit oder ohne Schmerzen, stark – weniger stark (Ausprägung der Schmerzäußerung), ständig oder z. B. nur bei Beginn der Bewegung oder längerer Bewegung, bei Berührung – bei Druck o. ä.
- Dauer der Erkrankung:
  wenige Stunden, 1 Tag, mehrere Tage, Wochen, Monate
- Beginn der Erkrankung:
  plötzlich, allmählich

- Welches Tier ist erkrankt:
  Fohlen, Jungtier, älteres Pferd, Turnierpferd, Hobbypferd, sonst gesund, schon andere Erkrankungen gehabt usw.

1.4.6 Zusammenfassung in der Anamnese

Die unter 1–5 genannten Symptome sind bei einer Erkrankung eines Pferdes **individuell** zu erfassen. Bei schon länger bestehenden, chronischen Erkrankungen müssen außerdem alle Vorkrankheiten berücksichtigt werden. Das Pferd muss in seiner Konstitution (groß – klein, kräftig – schwach, ruhig – unruhig, aggressiv/ungeduldig – geduldig, nach Knochenbau und Gelenken), nach seinem Gesamtverhalten gegen fremde und vertraute Personen, Verhalten in seiner Umgebung (andere Pferde, Stall usw.) und vielen Dingen mehr untersucht und die Besitzer intensiv befragt werden. Man nennt dies die **homöopathische Anamnese** oder Fallaufnahme.

Nur ein erfahrener homöopathischer Tierarzt kann nach einer solchen Anamnese eines chronisch kranken Pferdes abschätzen, ob eine homöopathische Therapie in diesem bestimmten Fall überhaupt angezeigt und wie eine Wertung der klinischen und individuellen Befunde möglich ist, um zu einem ähnlichen Arzneimittel, einem Simile, zu kommen.

Oft ist – vor allem bei vorbehandelten Pferden – auch ein **Therapieplan** notwendig, da durch Vorbehandlung sogenannte „Blockaden“ für die Ansprechbarkeit homöopathischer Arzneimittel vorliegen können. Auch muss unterschieden werden, welche Symptome möglicherweise iatrogen (durch Arzneimittel) hervorgerufen wurden und welche zur Erkrankung selbst gehören. Es muss in diesen Fällen oft eine Behandlung und Heilung in mehreren Schritten erfolgen.

In den nachfolgenden Kapiteln zur Therapie sind jeweils wichtige Fragen zur Erfassung der individuellen Symptome, besonders des Lokalsymptoms, der Beschreibung der Arzneimittel vorangestellt. Sie sollen einmal für den Tierbesitzer einen Hinweis geben, auf welche Symptome bei einer bestimmten Erkrankung überhaupt zu achten ist, um zu einem homöopathischen Arzneimittel zu kommen.

Sodann sind sie für den in der Homöopathie noch wenig erfahrenen Therapeuten als Hinweis und Gedächtnisstütze gedacht.

1.5 Möglichkeiten und Grenzen der Homöopathie in der Veterinärmedizin

1.5.1 Grenzbereiche der Anwendung

Homöopathie ist kein Allheilmittel. Sie ist eine Therapieform innerhalb der Medizin und Veterinärmedizin, die viele Möglichkeiten hat, aber auch ihre Grenzen.

Grenzen können auf verschiedenen Ebenen liegen:

- Die Symptome am Tier sind so wenig charakteristisch, dass eine Arzneimittelwahl nach der Simileregel nicht möglich ist. Dies kann z. B. der Fall sein, wenn eine genaue Beobachtung des Tieres und seiner Symptome nicht realisierbar ist, wenn mehrere Personen ein Pferd versorgen, es aber keine feste Bezugsperson hat oder eine genaue Beobachtung aus zeitlichen Gründen nicht möglich ist.

- Die Entscheidung, ob ein Pferd mit einer bestimmten Erkrankung homöopathisch erfolgreich behandelt werden kann oder nicht, hängt sicher auch von der persönlichen Erfahrung des Therapeuten ab. Es ist oft ausschlaggebend, ob es zwischen Pferd, Tierbesitzer und Tierarzt zu einer Kommunikation kommt, die eine individuelle Erfassung möglich macht.
- Es gibt Erkrankungen, z. B. schwere Arthrosen, hochgradige Dämpfigkeit, bei denen organische Veränderungen so weit fortgeschritten sind, dass auch homöopathisch eine Ausheilung nicht mehr möglich ist. Hier können Homöopathika oft nur noch Linderung bringen.
- Erkrankungen, die einen operativen Eingriff erfordern, z. B. größere Verletzungen, die chirurgisch versorgt werden müssen, bestimmte Frakturen (soweit beim Pferd operativ zu behandeln), Volvulus (Darmverschlingung) oder sonstige Veränderungen am Darm bei einer Kolik, die nur operativ zu beseitigen sind, können nicht homöopathisch geheilt werden. (Hier ist oft eine zusätzliche homöopathische Therapie zur Unterstützung in der Ausheilungsphase angezeigt und sehr erfolgreich.)

Merke: Die klinische Untersuchung und Diagnosestellung sind daher unabdingbare Voraussetzung für die homöopathische Therapie.

- Die Fähigkeit zur Eigenregulation muss bei homöopathischer Therapie grundsätzlich erhalten oder aktivierbar sein:
  Wenn die Abwehrkräfte eines Organismus beispielsweise durch eine schwere eitrige Infektion so stark geschwächt sind, dass eine Eigenregulation nicht mehr möglich ist, kann ein Antibiotikum lebensrettend sein. Hoher Blutverlust kann eine Infusionstherapie unabdingbar notwendig werden lassen usw.

Hier gibt es sicher oft Grenzfälle, es liegt in der Erfahrung und Verantwortung von Therapeut und Tierbesitzer, im Einzelfall die für das Pferd beste Entscheidung zu treffen.

1.6 Unterschiede Homöopathie – konventionelle Therapie

In der **konventionellen Therapie** versucht man in erster Linie, krankhafte Einflüsse oder Symptome zu bekämpfen oder zu unterdrücken: Man gibt Antibiotika gegen Krankheitserreger, man gibt fiebersenkende, entzündungshemmende, abschwellende, schmerzstillende Mittel, man gibt stopfende Mittel bei Durchfall und Laxanzien (Abführmittel) bei Verstopfung.
Die Arzneimittelwahl ist in erster Linie abhängig von der Art der Erkrankung und nicht oder nur in ganz geringem Maß von der Individualität des Pferdes.
Man substituiert (ersetzt), wo Stoffe fehlen (z. B. Kalziummangel).
In der **Homöopathie** gibt man Arzneimittel, die individuell einen spezifischen Reiz setzen, um die Eigenregulation des Organismus anzuregen. Ziel ist es, z. B. bei Atemwegserkrankungen zu einer Abheilung der Schleimhäute zu kommen, da sich dann die Krankheitserreger nicht mehr vermehren können und mit Abheilung der Bronchialschleimhaut Sekretfluss und Husten aufhören.

Demzufolge ist auch der **Heilungsvorgang** selbst bei konventioneller und homöopathischer Therapie etwas verschieden:

Bei einer Infektion beispielsweise geht es bei homöopathischer Therapie nicht darum, das Fieber so schnell wie möglich zu senken. Fieber wird als gesunde Reaktion des Organismus gesehen, es wird daher nicht unmittelbar bekämpft. Mit Eintreten der Heilungsvorgänge tritt auch das Fieber zurück, es kann eine Temperaturerhöhung bei homöopathischer Therapie daher 1–2 Tage länger bestehen bleiben.

Es geht bei homöopathischer Therapie auch nicht darum, dass der Hustenreiz möglichst schnell aufhört. Auch der Hustenreiz ist grundsätzlich eine gesunde Reaktion des Organismus, um Sekret oder Schleim loszuwerden.

Durch Unterstützung des Vorganges der Schleimlösung wird die Heilung in Gang gesetzt, ein eher verstärkter Sekretfluss (Nasenausfluss oder durch Abhusten) kann für wenige Tage auftreten. Die Ausheilung erfolgt dann oft erstaunlich schnell.

- Auffällig bei homöopathischer Therapie ist, dass das **Allgemeinbefinden der Tiere sich zuerst bessert**. Sie nehmen wieder Nahrung auf, ihr Verhalten normalisiert sich sehr schnell, die Erkrankung scheint ihnen weniger auszumachen. Dies ist auch immer ein sicheres Zeichen, dass ein gewähltes Homöopathikum seine Wirkung zeigt.
- Des Weiteren ist die Heilung oft nachhaltiger, die Anfälligkeit für Rezidive, wie wir sie besonders bei Atemwegserkankungen und auch Erkrankungen des Bewegungsapparates beim Pferd kennen, ist wesentlich geringer.

1.6.1 Eine Besonderheit: Die homöopathische Erstreaktion

Merke: Als Erstverschlimmerung, besser Erstreaktion, werden Symptome bezeichnet, die nach einer Arzneigabe auftreten und – vordergründig betrachtet – zu einer leichten Verschlimmerung des Bildes führen.

Hierzu gehören z. B. ein verstärkter Sekretfluss aus der Nase nach Arzneigabe bei einer Atemwegserkrankung oder verstärkter Husten.

Diese Symptome zeigen einerseits an, dass eine Arznei in gewünschter Weise wirkt. Sie sind u. U. ein Zeichen für eine individuell zu häufige Arzneigabe oder nicht optimal gewählte Potenz (kann zu hoch oder zu tief gewählt sein). Erstreaktionen klingen in der Regel nach wenigen Tagen von allein ab bzw. die Heilung erfolgt. Bei einer Erstreaktion ist das Allgemeinbefinden in der Regel ungestört oder eher besser als vor Therapiebeginn. Dies ist ein wichtiges Zeichen, um eine Erstreaktion von einem Fortschreiten der Erkrankung oder einem zufälligen Hinzukommen einer weiteren Erkrankung zu unterscheiden. Ein Pferd mit einer mittelgradigen Lahmheit nach Distorsion, das (zeitlich) nach einer Arzneigabe hohes Fieber und Nasenausfluss bekommt, hat zusätzlich eine Atemwegserkrankung bekommen, deren Ursache geklärt werden und die auch behandelt werden muss, die zwar zeitlich, aber **nicht ursächlich** mit der Gabe der homöopathischen Arznei in Verbindung zu bringen ist.

Symptome einer Erstreaktion sind zudem vorhersagbar, es können nur Symptome auftreten, die im Arzneimittelbild der Arznei schon vorgegeben sind. Darin unterscheiden sie sich deutlich von den Nebenwirkungen chemischer Arzneimittel: diese haben **neben** ihrer gewünschten Arzneiwirkung unerwünschte Nebenwirkungen auch an anderen Organen oder Organsystemen.

Merke: Es soll jedoch nochmals betont werden, dass es Krankheitszustände gibt, bei denen eine konventionelle Therapie lebensrettend sein kann.

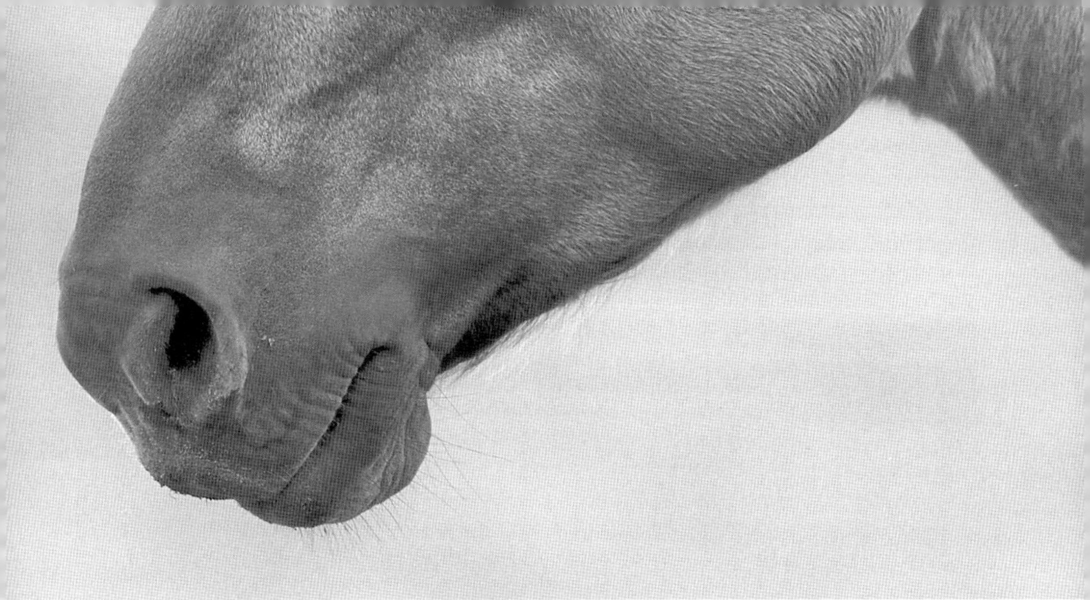

Teil II Therapie der Atemwegserkrankungen

aus: Rakow, Pferde – gesund durch Homöopathie (ISBN 9783830492849)

2 Einführung

Atemwegserkrankungen kommen beim Pferd, ganz gleich bei welcher Haltungs- und Nutzungsform, immer wieder vor. Sie können die oberen Luftwege wie Nase, Nasennebenhöhlen und Rachen betreffen, häufiger jedoch sind Erkrankungen der Trachea (Luftröhre) und der Lunge mit Bronchien und dem eigentlichen Lungengewebe.

Die Ursachen können vielfältig sein:

- Bakterien
- Gase (Ammoniakgase in schlecht ausgemisteten Ställen)
- Haltungsfehler
- Viren
- Wurmbefall

Die sogenannte „**Erkältung**" entsteht durch Zugluft, Durchnässung, Kälte, Nässe, aber auch als Folge von Schwitzen nach Anstrengung oder Überanstrengung. Witterungseinflüsse (plötzlicher Temperatursturz, nasskalter Wind usw.) und Stallklima (offen gelassene Tür oder Fenster, zugiger Stall, ungünstiger Standplatz) führen über eine Abkühlung zur Schädigung der Schleimhaut der Atemwege und der Abwehrkräfte. Damit können sich die überall vorhandenen Keime festsetzen und vermehren, es kommt zur Entzündung.

Infektionen durch Ansteckung sind ebenfalls eine häufige Ursache für Erkrankungen der Atemwege. Unterschiedlichste Viren und Bakterien gehen von Pferd zu Pferd. Turniere, Ausritte in größeren Gruppen, die Pferdemärkte, überall da, wo Pferde aus verschiedenster Umgebung zusammenkommen, kommt es zum Austausch der Keimflora. Wenn nur ein Pferd eine Viruserkrankung in sich hat (es braucht noch gar keine Symptome wie Husten oder Nasenausfluss zu zeigen), scheidet es Viren aus und kann den Erreger über die Tröpfcheninfektion mit dem Schleim aus der Nase beim Schnauben, beim Trinken usw. verbreiten.

Tränkegefäße, Anbindestellen, Geschirre, die nebeneinander aufgehängt werden, kurzum alle Stellen, an denen mehrere Pferde auch nacheinander stehen oder an denen sie vorbeikommen, sehr häufig auch der Mensch, der von einem Pferd zum anderen geht, werden zum möglichen Überträgermedium. In Hallen kommt es zu einer regelrechten Durchmischung der Keime; Klimaanlagen und relativ hohe Temperaturen bewirken daneben auch eine enorm schnelle Vermehrung.

Die Pferde selbst sind in fremder Umgebung, ihre Abwehrkräfte sind durch Aufregung, Anstrengung, Transport, möglicherweise ungewohntes Futter geschwächt, die natürlichen Abwehrmechanismen sind ebenfalls geschwächt oder reichen nicht mehr aus.

Oft kommen alle 3 Ursachenkomplexe zusammen:

- Witterungsumschwung, Zugluft usw.
- Kontakt mit ungewohnten oder in erhöhter Zahl oder immer krankmachenden Bakterien oder Viren
- Schwächung der Abwehrkräfte durch die oben genannten Faktoren

Je nachdem, welche Faktoren im Vordergrund stehen, erkranken nur einzelne Tiere oder fast alle Tiere, gleichzeitig oder nacheinander.

Die Herpesvirusinfektionen der letzten Jahre waren ein Beispiel dafür, wie, ausgehend von einem Turnier, einzelne Pferde die Infektion mit nach Hause brachten und dort nach und nach der ganze Stall erkrankte.

Aus homöopathischer Sicht ist interessant, dass je nach Erreger und Umstand der Infektion die Pferde individuell reagieren. Das heißt, dass es bei einer Infektion bei den verschiedenen Tieren zu ganz verschiedenen Symptomen kommen kann:

- Das eine Pferd hat nur 2 Tage eine feuchte Nase, hustet ganz leicht und ist dann wieder gesund.
- Das nächste Pferd kann hohes Fieber bekommen und eine schwere Bronchitis oder Bronchopneumonie (Entzündung von Bronchien und Lungengewebe).
- Ein weiteres Pferd hat eitrigen Nasenausfluss einseitig, das nächste hellschleimigen Ausfluss beidseitig.
- Auch der Husten selbst kann ganz verschieden sein.

Bei **echten Virusinfektionen** allerdings läuft unter einer bestimmten Ausgangssituation (Kälte, Überanstrengung usw.) die Infektion bei allen Tieren sehr ähnlich ab. Dies hat auch *Hahnemann* schon beobachtet und man spricht dann von einem **„Genius epidemicus"**. Hierbei entwickeln die meisten Tiere sehr ähnliche Symptome, sodass man mit nur wenigen Mitteln für fast alle Tiere auskommt.

Im nächsten Jahr oder an einem anderen Ort verläuft eine solche Virusinfektion wieder etwas anders. Auch dann reagieren alle Tiere in sehr ähnlicher Weise auf die Infektion, aber sie brauchen entsprechend der Ähnlichkeitsregel andere Mittel.

Es ist ganz klar, dass einzelne Tiere, deren Abwehrkräfte z. B. durch Parasitenbefall, Würmer, Magen-Darm-Erkrankung, Leber- oder Nierenstörung, Trächtigkeit und Geburt sowieso schon geschwächt sind, auch mit besonders schweren Verlaufsformen reagieren werden.

Gerade bei Virusinfektionen ist die individuelle Abwehrlage, die Funktion des Immunsystems, von entscheidender Bedeutung für den Verlauf und die Aussicht auf Heilung.

Merke: *Antibiotika* helfen die sekundär sich entwickelnde Infektion mit Bakterien einzudämmen, aber sie können die Viren nicht beeinflussen. Da sie zusätzlich die Abwehrkräfte eines Organismus schwächen, steht man ihrer Anwendung zu Beginn einer Virusinfektion inzwischen durchaus kritisch gegenüber.

Aus homöopathischer Sicht versucht man über eine spezifische Stärkung der Abwehrkräfte, über Arzneien, die die Ausheilung der Schleimhäute unterstützen, den Erregern den Nährboden zu entziehen. Denn nur im gestörten Milieu können sich die überall vorhandenen Erreger vermehren. Es gibt jedoch Fälle, in denen die Abwehrkräfte so geschädigt oder die organischen Veränderungen so weit fortgeschritten sind, dass dies nicht mehr möglich ist. Dann kann auch eine homöopathische Therapie nicht helfen. Es ist daher besonders wichtig, dass erkrankte Tiere von einem Tierarzt untersucht werden, um den Gesundheits- bzw. Krankheitszustand richtig einzuschätzen.

Homöopathische Arzneimittel können auch in der Ausheilungsphase nach Antibiotikagabe durchaus erfolgreich eingesetzt werden. Oft verläuft die Ausheilung zögerlich und Restherde der Infektion bleiben zurück, weil die Erreger zwar abgetötet wurden, aber die Ausheilung der empfindlichen Schleimhäute der Atemwege nicht erfolgt. Da helfen auch schleimlösende Mittel, Vitamine, Spurenelemente usw. nicht oder nur wenig. Hier kann man mit den homöopathischen Arzneimitteln oft erstaunliche Erfolge erreichen und damit manche chronische Bronchitis oder gar Dämpfigkeit verhindern.

Dazu gehört natürlich auch der vernünftige Umgang mit einem kranken Pferd: Körperliche Belastung wie übermäßiges Training, vorzeitige Teilnahme an Turnieren usw. muss unterbleiben. Die notwendige Bewegung muss den Kräften des Tieres angepasst werden. Langes Nachschwitzen ist z. B. ein sicheres Zeichen, dass das Tier überlastet wurde.

Im Nachfolgenden werden die Erkrankungen, die mit dem Symptom **Husten** einhergehen, dargestellt. Es handelt sich in erster Linie um die akute und chronische Bronchitis mit verschiedenster Ausprägung.

3 Bronchitis

3.1
Alle Erscheinungsformen

3.1.1 Ätiologie

Die Entzündung der Bronchien und der Bronchiolen ist eine Teilerscheinung entzündlicher Prozesse des gesamten Atmungsapparates. Die Ursachen können vielfältig sein: Viren, Bakterien, Wurmbefall, Haltungsfehler und Gase (Ammoniakgase in schlecht ausgemisteten Ställen).

Die Bronchitis äußert sich in der Regel durch mehr oder weniger starken Husten. Zwei Hauptformen der Bronchitis sollen hier genannt werden:
- die akute Form
- die chronische Form

Bei der homöopathischen Behandlung von Atemwegserkrankungen gilt es, eine Vielzahl von Arzneien voneinander zu differenzieren, von denen die wichtigsten hier beschrieben sind.

Entsprechend den homöopathischen Grundsätzen gibt es nicht **ein** Mittel für Bronchitis, sondern wir müssen individuell für das jeweilige Tier mit **seiner** Symptomatik und **seiner** Bronchitis das Mittel finden, das die größte Ähnlichkeit aufweist. Die **Beobachtung** des kranken Pferdes ist daher eine wichtige Voraussetzung für eine erfolgreiche homöopathische Therapie.

3.1.2 Symptomatologie

Fragenkatalog

Frage	Differenzierungsmöglichkeiten	Patient
Gibt es eine auslösende Ursache?	• Kälte	☐
	• Nässe	☐
	• Zugluft	☐
	• Überanstrengung	☐
	• Sonstiges	☐
Wie ist der Husten?	• trocken	☐
	• rasselnd	☐
	• Hiemen	☐
	• Giemen	☐
	• ständig	☐
	• anfallsweise	☐
	• krampfartig	☐
Wo tritt der Husten vermehrt auf?	• im Freien	☐
	• im Stall	☐

Frage	Differenzierungsmöglichkeiten	Patient
Wodurch wird der Husten gebessert oder verschlimmert?	• im Freien	☐
	• im warmen Stall	☐
	• beim Trinken	☐
	• bei der Futteraufnahme	☐
	• in Ruhe	☐
	• in Bewegung	☐
	• im Liegen	☐
	• im Stehen	☐
Wie verhält sich der Husten?	• löst sich	☐
	• sitzt fest	☐
Besteht Auswurf, und wie sieht dieser aus?	• weiß	☐
	• gelb	☐
	• grün	☐
	• schleimig	☐
	• wässrig	☐
Besteht Nasenausfluss, und wie sieht er aus?	• einseitig	☐
	• beidseitig	☐
	• ständig	☐
	• zeitweise	☐
	• beim oder nach dem Reiten	☐
	• mehr in Ruhe	☐
	• über Nacht (Nüstern morgens verklebt?)	☐
	• mild	☐
	• wundmachend	☐
Welche Haltung nimmt das Pferd beim Husten ein?		
Wie ist der auskultatorische Befund? (Abhören des Pferdes durch den Tierarzt)		
Wo sitzt die Erkrankung?	• nur Bronchien	☐
	• Lunge insgesamt	☐
	• Kehlkopf/Trachea	☐
Geht die Erkrankung mit Fieber einher?	• ja	☐
	• nein	☐
Besteht Inappetenz?	• ja	☐
	• nein	☐
Schwitzt das Pferd?	• allgemein	☐
	• im Stall	☐
	• nach geringer Anstrengung	☐

Frage	Differenzierungsmöglichkeiten	Patient
Welche Begleitbeschwerden treten auf?	• Durchfall	□
	• Ausfluss aus der Scheide	□
	• Unruhe	□
	• Mattigkeit	□
	• Flatulenzen beim Husten	□
	• Schleimhäute trocken	□
	• Schleimhäute feucht	□
	• Schleimhäute verfärbt	□
	• auffallend durstig	□
	• eher durstlos	□
	• sonstige	□

Diese Fragen müssen beantwortet werden, um die **individuelle Symptomatik** des Tieres in seiner Krankheit zu erfassen. Mit dieser differenzierten Symptomatik kann man dann das ähnlichste Mittel finden und anwenden.

3.1.3 Therapiekonzepte

- Es sei an dieser Stelle ausdrücklich darauf hingewiesen, dass bei fieberhaften Verlaufsformen, schweren Allgemeinstörungen wie Inappetenz und Schwäche unbedingt eine klinische Untersuchung durch einen Tierarzt erforderlich ist, um eine entsprechende Diagnose zu stellen.
- Dann erst kann entschieden werden, ob ein Homöopathikum überhaupt angezeigt ist. Schwere Fälle eignen sich durchaus auch für eine homöopathische Therapie, gehören aber in die Hand eines erfahrenen homöopathisch arbeitenden Tierarztes.
- Es sei auch darauf hingewiesen, dass nur die wichtigsten und in der Praxis am häufigsten vorkommenden sogenannten „Hustenmittel" der Homöopathie beschrieben werden.
  Es ist im Einzelfall durchaus möglich, dass ein anderes, hier nicht genanntes, Mittel angezeigt sein kann.
- Durch Vorbehandlung mit **Antibiotika** und vor allem mit **Cortison** kann es zur **Blockade** kommen. Selbst gut gewählte Mittel wirken dann nicht oder nur verzögert.

Hier ist es notwendig, ein sogenanntes **Zwischen-** oder **Reaktionsmittel** einzusetzen: sehr häufig ist das **Sulfur,** der Schwefel.
Man gibt das Mittel in **niederer Potenz,** z. B. **Sulfur D6 für 3–5 Tage 2× tägl. 10 Tropfen** oder **10 Globuli.**
Sehr häufig kommt schon hierdurch der Sekretfluss in Gang und das Allgemeinbefinden bessert sich. Dann kann man die sorgfältig ausgewählte homöopathische Arznei einsetzen und wird eher Erfolg haben.

In **chronischen Fällen** kann es sein, dass tief greifende Homöopathika, also **Konstitutionsmittel,** zum Einsatz kommen, die das Tier in seiner Gesamtheit, seinem Körperbau, seinem Verhalten und seiner Erkrankung erfassen. Doch auch die Wahl und Reihenfolge dieser Mittel gehört in die Hand eines erfahrenen homöopathisch arbeitenden Tierarztes.

3.2

Akute Bronchitis

Bei der akuten Form fällt der krampfartige Husten besonders auf.

3.2.1 Therapie

Bryonia

Bryonia dioica, rotbeerige Zaunrübe

Bryonia ist ein sehr bewährtes und wichtiges Mittel der Homöopathie, auch beim Pferd. Es ist ein Mittel für die **Entzündung der serösen Häute** wie z.B. des Brust- sowie Bauchfells. Auch die Entzündung der Synovia der Gelenke zählt dazu (► **S. 90**, „Lahmheiten“). Bryonia ist in erster Linie bei akuten Entzündungen, die mit Fieber einhergehen können, angezeigt. Es ist auch ein Mittel für die Bronchopneumonie, wenn die Symptome passen.

- Charakteristisch ist die **Schmerzhaftigkeit,** die dazu führt, dass die Tiere, die Bryonia brauchen, sich immer auffallend ruhig verhalten und sich nicht bewegen wollen. Sie können äußerst heftig reagieren, wenn man dies nicht respektiert. Sie legen sich in der Regel auf die stärker schmerzende Seite, weil fester Druck gut tut.
- Bei der akuten Bronchitis besteht häufig gleichzeitig eine Entzündung der Pleura (Brustfell). Die Tiere haben daher Schmerzen bei der Atmung, sie reagieren äußerst empfindlich und heftig auf Druck auf die Zwischenrippenräume **(Vorsicht!)**.

Auslösende Ursache

- Erkältung im Sommer auf der Weide
- Erkältung beim ersten Ausritt bei **schönem** Wetter mit Schwitzen und Überanstrengung
- fieberhafter Infekt

Symptome beim Pferd

- Akute Bronchitis mit trockenem, hartem, krampfartigem Husten. Husten sehr leicht auslösbar.
- Die Atmung ist schnell, flach und schmerzhaft. Die abdominale Atmung (Bauchatmung) ist verstärkt.
- Die rechte Lungenseite ist häufiger betroffen; die Pferde liegen auf der erkrankten Seite und stehen nur ungern auf. Die Zwischenrippenräume sind hochgradig druckschmerzempfindlich.
- Die Schleimhäute der Augen, Maulhöhle und der Nüstern sind eher trocken.

Modalitäten

Verschlimmerung des Hustens	Besserung des Hustens
• jede Bewegung, Fressen • Wärme, Sommersonne, Führen in den warmen Stall • frühmorgens • Aufregung	• Ruhe und Kälte • Trinken von kaltem Wasser • Satteln (starkes Anziehen des Sattelgurtes nimmt den Hustenreiz = fester Druck bessert) • warme lokale Anwendung (Infrarotstrahler)

Häufige Begleiterscheinungen

- Rötung und Schwellung der Augenschleimhäute mit starkem Tränenfluss (Tränenrinnen). Die Schleimhaut der Nüstern ist gerötet, mit eher dünnem, klarem, durchsichtigem Sekret.
- Nach dem Husten Abgang von zähem, klarem, süßlich riechendem Schleim, selten mit leichten Blutspuren.
- Durchfall morgens nach der ersten Bewegung mit schleimigen Fetzen.

Dosierung

Mittel	Dosierung
Bryonia D6, D30 Injektion	8,0 ml s.c. oder i.v.
Bryonia D6, D30	1–2× täglich 10 Tropfen der Dilution oder 1–2× täglich 10 Globuli

Erfolgskontrolle

Bryonia ist ein Mittel, das in wenigen Stunden, spätestens innerhalb von 24 Stunden, Erleichterung und Besserung bringen muss. Oft ändert sich dann die Symptomatik und man braucht ein Folgemittel (z.B. **Phosphor,** ► **S. 30**).

Cuprum aceticum – Cuprum metallicum

Neutrales Kupferazetat – metallisches Kupfer

Cuprum ist in der Homöopathie ein wichtiges Mittel für Erkrankungen, die mit sehr starken Krämpfen, sogenannten **Spasmen,** einhergehen. Dies kann den Magen-Darm-Trakt betreffen, aber auch die Bronchien.

Merke: Anfallsartiger, krampfartiger Husten ist daher charakteristisch für Cuprum.

Ob man lieber **Cuprum aceticum,** das Kupferazetat, oder **Cuprum metallicum,** das metallische Kupfer, nimmt, hängt häufig von der persönlichen Erfahrung ab. Von Cuprum aceticum sagt man, dass es als Salz etwas **schneller** wirkt, Cuprum metallicum ist **tiefer greifend** in der Wirkung. Da sich die beiden Mittel in ihrer Symptomatik sehr ähnlich sind, werden sie gemeinsam abgehandelt.

Symptome beim Pferd

- Akuter und subakuter, trockener Husten.
- **Krampfartige Hustenanfälle mit Atemnot.**
- Schleimrasseln fast ohne Phonendoskop hörbar.
- Vermehrtes Speicheln.
- Husten leicht auslösbar, Hiemen und Giemen.
- Kehlkopf- und Trachealgeräusche rasselnd.
- Bei Belastung hörbares Atemgeräusch (grobrasselnd).
- Typische Körperhaltung während des Hustenanfalls:
  - Kopf nach unten gestreckt, gelegentlich mit Aufsetzen während des Anfalls, Bauchdecken gespannt, hochgezogen; Schweif nach oben gekrümmt oder gerade abgestreckt.
  - Abgang von Blähungen oder Kotballen während des Hustens, auch Abgang von dünnem Kot.
  - Das Tier droht im Hustenanfall zu ersticken.
  - Am Ende eines Hustenanfalles Schweißausbruch im Bereich der Schultern und des Nackens sowie gierige Aufnahme von Wasser.
- Die Schleimhäute der Nüstern und die Maulschleimhaut können sich leicht bläulich verfärben (Zyanose).

Modalitäten

Verschlimmerung	Besserung
• Kälte • Einatmen kalter Luft • tiefe Atemzüge • Zugluft in warmen Ställen • nachts • Putzen und Striegeln (Staub)	• Tränkeaufnahme • fester Druck • Wärme • Harn- und Kotabsatz • heftige Schweiße

Dosierung

Mittel	Dosierung
Cuprum aceticum D6, D30 Injektionslösung	8,0 ml s. c.
Cuprum aceticum D6 oder Cuprum metallicum D6	2–4 × täglich 10 Tropfen Dilution oder 10 Globuli
Cuprum aceticum D30 Cuprum metallicum D30	1–2 × täglich 10 Tropfen Dilution oder 10 Globuli

Drosera

Drosera rotundifolia, rundblättriger Sonnentau

Merke: Drosera ist ein Mittel für die akute, selten fieberhafte Bronchitis mit krampfartigem, bellendem, hohlem, tiefsitzendem Husten.

Die beim Menschen für das Mittel beschriebene Schmerzhaftigkeit der Brust am Brustbein, im Bereich der Aufzweigung in die Hauptbronchien, kann man beim Pferd natürlich so nicht feststellen. Aber man merkt durchaus, dass das Pferd beim Husten Schmerzen hat. Diese kommen nicht von den Rippen, sondern von den Bronchien selbst.

Symptome beim Pferd

- Der Husten kann auch schon einige Tage bestehen und ist sehr hartnäckig.
- Grobblasiges Rasseln, vermehrt rechte Lungenseite.
- Trachea und Kehlkopf geräuschfrei.
- Husten tagsüber nur schwer auslösbar.
- Die Hustenattacken sind eher nachts, sie enden in einem Würgen, das Pferd droht zu ersticken.
- Es löst sich viel Schleim, gelblicher, zäher Nasenausfluss nach Hustenanfall.
- Selten finden sich Blutspuren im Schleim.
- Tagsüber eher flüssiges, tropfendes Nasensekret.
- Auffallend die starke Rötung der sichtbaren Schleimhäute.
- In der Regel wird die Bronchitis von einer morgendlichen Diarrhö begleitet, die beim Husten passiv aus dem After läuft.
- Bei Hustenattacken sichtbare Verspannungen der Hals- und Rückenmuskulatur, der Kopf wird mehr leicht abwärts gehalten, der Schweif eher eingeklemmt.
- Nach dem Hustenanfall dehnt sich das Tier und bewegt die Beine.

Modalitäten

Verschlimmerung	Besserung
• Husten nachts, auch gegen Morgen und im Liegen • fester Druck (Satteln) • leichte Berührung	• trockene Wärme • **tagsüber** • tiefes Einatmen

Dosierung

Mittel	Dosierung
Drosera D4, D6, D30 Injektionslösung	8,0 ml s. c.
Drosera D4, D6	2–4 × täglich 10 Tropfen Dilution oder 10 Globuli
Drosera D30	1 × tägl. abends 10 Tropfen Dilution oder 10 Globuli

Ipecacuanha

Uragora Ipecacuanha, Brechwurzel

Ipecacuanha ist ebenfalls ein wichtiges Mittel für Krämpfe oder Spasmen der sogenannten glatten Muskulatur, also von Magen-Darm und auch Bronchien.

Bei Ipecacuanha kommt es zur Reizung des vegetativen Nervensystems und damit zu den Spasmen (Krämpfen). Diese sind sehr stark schwächend.

Merke: Bei anderen Tierarten und auch beim Menschen ist starkes Erbrechen, besonders auch ein Hustenreiz, der in Würgen oder Erbrechen endet, charakteristisch. Daher auch der Name Brechwurzel. Dieses Symptom können wir beim Pferd aufgrund der anatomischen Gegebenheiten nicht beobachten. Aber wir beobachten durchaus die quälende Anstrengung beim Husten.

Symptome beim Pferd

- Akute Bronchitis mit leicht erhöhter Temperatur.
- Der Husten tritt anfallsartig auf, das Tier verkrampft sich stark und scheint zu ersticken.
- Es ist ein grobblasiges Rasseln zu hören, auch im distalen Trachea- (Luftröhren-) bereich, trotzdem wirkt der Husten eher trocken und hohl.
- Der Husten ist leicht auslösbar durch Druck auf die Trachea (Luftröhre). Alle sichtbaren Kopfschleimhäute sind etwas bläulich (zyanotisch) und es besteht eine auffallende Kälte der Lippen und Nüstern.
- Auffallend bei Ipecacuanha:
  Der Hustenanfall endet in großer Erschöpfung, die Tiere fühlen sich danach nicht erleichtert, sondern sind im Gegenteil vom Husten ganz erschöpft.
- Das Pferd zeigt Nasenflügel- oder sogar Maulatmung.
- Die Nasenöffnungen sind verschmutzt, verklebt und zäher graugelber Nasenfluss entleert sich.
- Gelegentlich blutige Streifen im Nasenausfluss.
- Die Bronchitis wird häufig von einer Augenentzündung und einem Durchfall (gelblich wässriger Kot) und leichten Koliken begleitet.

Merke: Zielführend für die Wahl der Arznei: alle 2 Tage verstärken sich die Husten- und Diarrhöanfälle. Diese Periodizität ist wichtig.

Modalitäten

Verschlimmerung	Besserung
• Temperaturextreme	• im Freien
• Feuchtigkeit	• bei Trockenheit
• warmes Wetter	• gleichbleibende Temperaturen
• Bewegung	• Ruhe und Liegen
• Abend- und Nachtstunden	

Dosierung

Mittel	Dosierung
Ipecacuanha D6, D30 Injektion	8,0 ml s. c.
Ipecacuanha D6	2–3–5 × täglich 10 Tropfen Dilution
Ipecacuanha D30	1 × täglich 10 Tropfen Dilution oder 10 Globuli

Ammonium jodatum

Ammoniumjodid, NH_4J

Ammonium jodatum entsteht aus der Verbindung von Ammoniak und Jod. Vom **Ammonium** wissen wir, dass es die Atemwege sehr stark reizt. Man denke nur an überbelegte Ställe im Winter, die nicht gelüftet werden und schlecht ausgemistet sind: der stechende Geruch des Ammoniaks reizt Augen, Nase und Bronchien. Bei Vergiftungen kommt es zu schweren Veränderungen nicht nur an den Bronchien, sondern auch in den Lungenläppchen. **Jod** ist bekannt als Mittel, das sehr stark die Heilung fördert, vor allem auch bei Erkrankungen der Schleimhäute und der Atemwege.

Merke: Ammonium jodatum ist daher ein *sehr intensiv* wirkendes Mittel für Veränderungen der Lunge, die nicht nur die Bronchien betreffen. Die Tiere sind schwer erkrankt. Sie haben meist erhöhte Temperatur oder Fieber. Man merkt ihnen an, dass sie schlecht Luft bekommen.

Ammonium jodatum steht als das akuteste Mittel für weitere Ammoniumverbindungen:

- **Ammonium carbonicum**
- **Ammonium bromatum**
- **Ammonium muriaticum**

Symptome beim Pferd

- Akute Bronchiolitis mit hohem Fieber und großer Schwäche.
- Hiemen und Giemen.
- Rasselnde, röchelnde Atmung mit geöffneter Maulhöhle beim Einatmen, Nüstern weit gestellt.
- Angestrengtes, stoßweises, betontes Bauchdeckenatmen.
- Vor Schwäche wird kein Schleim aus- oder abgehustet.
- Das Tier scheint im „eigenen Saft“ zu ersticken.
- Drohendes Lungenödem (Flüssigkeitsansammlung in der Lunge).
- Das Pferd kann sich nicht niederlegen.
- An Trachea und Kehlkopf ist ebenso Schleimrasseln hörbar.
- Nach dem Husten kommt etwas schaumiges, weißliches Nasensekret.
- Speichelfluss aus der Maulhöhle.

Causa

- Auslösende Ursache für eine Erkrankung dieses Ausmaßes kann stark erhöhter Ammoniakgehalt der Stallluft sein.

Ammoniak erhöht → Schleimhaut der Atemwege wird geschädigt → bakterielle Infektion → Lungenerkrankung.

- Es kann aber auch im Rahmen anderer Infektionen zu Veränderungen kommen, die den oben genannten Symptomen und damit dem Mittel Ammonium jodatum entsprechen.

Modalitäten

Verschlimmerung	Besserung
• warme, feuchte Luft • Zugluft, Staub • Ammoniak • ebenso absolute Ruhe • Anstrengung • Verladen und Transport.	• leichte Bewegung • frische, kühle Luft (auch Ventilator)

Dosierung

Mittel	Dosierung
Ammonium jodatum D4, D6 Injektion	8,0 ml Injektionslösung s. c.
Ammonium jodatum D4	2–3 × täglich 10 Tropfen Dilution oder 10 Globuli

Phosphorus

Gelber Phosphor

Auch der Phosphor gehört zu den wichtigsten Mitteln der Homöopathie bei Atemwegserkrankungen. Man sollte wissen, dass **Phosphor** und **Jodum** einander **feindlich** sind und daher nicht zusammen oder unmittelbar nacheinander angewendet werden sollten. Dies gilt auch für Jod-Verbindungen, wie z. B. das zuvor besprochene **Ammonium jodatum.**

Bei Phosphor sind die Tiere sehr geräusch-, geruchs- oder lichtempfindlich, überhaupt empfindlich gegen alle äußeren Einflüsse.

Sie reagieren sofort und schrecken auf. Auch Manipulationen wie die Untersuchung oder Medikamenteneingabe mögen sie nicht, wenn sie unter Zwang ausgeführt werden. Sie sind äußerst spritzempfindlich und zucken oder gehen hoch beim noch so feinen Nadelstich.

- Phosphor ist ein Mittel für die akute und subakute Bronchitis beim Pferd. Phosphor gehört zu den sogenannten **Polychresten** der Homöopathie. Man versteht darunter Mittel mit sehr breitem Wirkungsspektrum, die sowohl organische Veränderungen mit sehr umfassender Symptomatik beinhalten, als auch das Tier in seinem Körperbau, seinem Wesen, seinem Verhalten charakterisieren.
- Sogenannte „Phosphortiere" sind meist schlank, mit sehr eleganten Bewegungen, mit feinem Kopf, feinem Haar, oft sehr hoch in der Leistung. Sie sind überaus sensibel und reagieren, wie oben schon beschrieben, auf das kleinste Geräusch, jede Berührung, jeden Reiz von außen.

- Sie sind extrem empfindlich auf laute, knallende Geräusche und Gewitter. Sie erscheinen dadurch nervenlabil und schwer zu führen. Es liegt am Reiter, diese überaus sensitiven Tiere entsprechend zu führen. Dann sind sie zu Höchstleistungen in der Lage. Sie brauchen viel Einfühlungsvermögen und konsequente Führung, doch mit Härte und Gewalt erreicht man bei ihnen allerdings nichts. Dann werden sie hektisch, unberechenbar und sogar aggressiv.

Symptome bei Atemwegserkrankungen

- Akute und subakute Bronchitis mit eher trockenem, hohlem, schmerzhaftem (Pferde zögern ängstlich) Husten.
- Beim Husten bebt das ganze Tier.
- Rauhe Geräusche (beim Abhören) mehr in der linken oberen Lungenhälfte.
- Alle sichtbaren Schleimhäute sind leicht gerötet und geschwollen.
- Das Pferd lässt sich Kehlkopf und Trachea nur widerwillig abtasten.
- Schwer auslösbarer Husten!
- Nach Hustenattacken starke Schweißbildung im Schulter-Nacken-Bereich, mehr rechts als links.
- Atmung ist beschleunigt, mehr kostal, die Nüstern sind weitgestellt.
- Nüstern verklebt mit dunklen Krusten.
- Glasiger, weißer, sehr zäher Nasenausfluss nach Hustenattacken und Kopftiefhaltung (Grasen).
- Begleitend häufig breiiger Kot mit unverdauten Partikeln.
- Schneller Gewichts- und Konditionsverlust.

Modalitäten

Verschlimmerung	Besserung
• Kälte in den Abend- und ersten Nachtstunden • staubige Luft • Putzen und Striegeln • Wetterwechsel zum Kalten und Nassen	• Wärme • Futter- und Wasseraufnahme • 2. Nachthälfte ist beschwerdefrei

Dosierung

Mittel	Dosierung
Phosphorus D8, D30 Injektion	8,0 ml s.c.
Phosphorus D8	1–2 × täglich 10 Tropfen Dilution oder 10 Globuli
Phosphorus D30	2 × wöchentlich 10 Tropfen Dilution oder 10 Globuli bei mehr subakutem Verlauf
Phosphorus D30 akuter Verlauf	1 × täglich, muss nach 2–3 Tagen deutlich besser sein
Phosphorus D200	1 × Einzelgabe, 10 Globuli

3.3 Chronische Bronchitis

3.3.1 Ätiologie

Eine chronische Bronchitis ist gekennzeichnet durch rezidivierende (wiederkehrende) oder anhaltende Entzündungsprozesse mit Veränderungen der Bronchialschleimhaut. Die eitrigen chronischen Entzündungen in diesem Bereich führen sehr häufig zu irreversiblen Schäden an den Bronchien – und den umgebenden Geweben. Das Endstadium dieses Prozesses ist eine unheilbare Erkrankung der Lunge, die Dämpfigkeit.

Mit der Homöotherapie haben wir die Möglichkeit, da zu heilen, wo das Gewebe noch keine Schäden aufweist, die jeder Therapie trotzen.

3.3.2 Therapie

Im Folgenden sollen einige wichtige Arzneien beschrieben werden, die erfolgreich bei chronischen und rezidivierenden Bronchitiden angewandt werden können.

Der 2. Abschnitt dient dem Hinweis auf Arzneien, die das unheilbare Geschehen der Dämpfigkeit so lindern können, dass das Pferd noch eingeschränkt geritten oder gefahren werden kann.

Bei den chronischen Atemwegserkrankungen ist es aus homöopathischer Sicht besonders wichtig, den **Sekretfluss wieder in Gang** zu bringen. Es geht nicht in erster Linie darum, den Husten zu vermindern. Die hustendämpfenden Mittel in der konventionellen Therapie bewirken eine Unterdrückung des Hustens. Dadurch kann sich jedoch das zähe Sekret in den Bronchien oder Lungenläppchen nicht lösen. Bei homöopathischer Therapie versucht man daher, den Sekretfluss anzuregen, damit der Schleim sich löst. Dies ist die wichtigste Voraussetzung, um eine Abheilung der Schleimhäute zu erreichen, soweit dies überhaupt noch möglich ist. Der Hustenreiz lässt dann in der Folge nach.

Die Wirkung der homöopathischen Arzneien besteht jedoch nicht einfach in einer Schleimlösung. Homöopathika greifen **regulativ** in den Heilungsprozess ein. Die Schleimlösung ist ein Teil dieser Wirkung, der nach außen hin sichtbar wird. Ziel ist die Ausheilung der Entzündung und Regeneration der Schleimhäute, die dann das Tier beschwerdefrei machen. Ist es mit der homöopathischen Therapie zu einer echten Heilung gekommen, so ist das Pferd sogar nach Absetzen der Arznei beschwerdefrei und oft in der Folge auch weniger anfällig. Bei konventioneller Therapie kommen die Symptome nach Absetzen der Medikamente sehr oft wieder.

Behandlungsdauer

Entsprechend der Dauer der Erkrankung ist bei der Behandlung der chronischen Bronchitis auch mit einer länger dauernden Heilungsphase zu rechnen. Ein Mittel sollte jedoch **nach 8, spätestens nach 14 Tagen** eine deutliche Wirkung zeigen. Diese kann darin bestehen, dass sich z. B. Schleim löst: Man merkt, dass der Husten lockerer wird oder dass beim Husten Schleim mit hochkommt, oder es kann auch vorübergehend für einige Tage Sekretfluss aus der Nase auftreten. Bei bereits bestehender Sekretion kann sich diese zunächst kurzzeitig verstärken, dann soll sie wieder nachlassen und die Farbe sich von gelb oder grün in hell verändern oder die Konsistenz von dickschleimig zu mehr dünnschleimig oder wässrig.
Ist dies nicht der Fall, so war das Mittel falsch gewählt und die Symptomatik muss erneut aufgenommen werden.

Es kann auch sein, dass mit Veränderung der Symptome dann ein anderes Mittel angezeigt ist. Bei Veränderung von Art des Hustens und Aussehen des Sekretes entsprechen die noch verbleibenden Symptome nicht mehr dem ursprünglich gewählten Arzneimittel. Man muss daher zur Ausheilung ein Mittel nach den noch verbleibenden Symptomen folgen lassen.

Ammonium carbonicum

Ammoniumcarbonat

Die chronische Bronchitis, Bronchiolitis (Entzündung der feinsten Bronchien) mit Atemnot und Rasseln ist die Domäne dieser Arznei.

Symptome beim Pferd

- Husten mit Schleimrasseln auf der Lunge, in der Luftröhre (Trachea) und dem Kehlkopf.
- Atemnot nach dem Hustenanfall.
- Puls beschleunigt, voll; die Pferde schauen sich ängstlich nach allen Seiten um.
- Die Nüstern sind geweitet, auffällig das schleimige, dunkelgraue Sekret aus der Nase.
- Die Schleimhäute vor der Hustenattacke stark gerötet (venöse Stase), nach dem Anfall eher weißlich bis bläulich.
- Der Übergang von Schleimhaut zur Haut ist wund und morgens mit Krusten verklebt.
- Vorsicht beim Reinigen der Nüstern: es besteht Blutungsneigung.
- Häufig werden die oben genannten Beschwerden von einer Bindehautentzündung mit eitrigen Augenverklebungen und **wunden** Augenwinkeln begleitet.
- Stuten leiden an eitrigem, wundmachendem Ausfluss aus der Scheide mit fester Krustenbildung.

Modalitäten

Verschlimmerung	Besserung
• Wärme: gestaute Wärme im Stall löst sofort Husten aus • Wetterwechsel, Nebel, nasskalte Witterung • Abwaschen des Schweißes nach der Arbeit • Hustenattacken gegen Morgen (04^{00} bis 06^{00})	• trockenes Wetter • frische Luft • Koppelgang • Husten mit reichlich Schleimabgang

Dosierung

Mittel	Dosierung
Ammonium carbonicum D 30 Injektion	8,0 ml s. c.
Ammonium carbonicum D 30	2–3 × wöchtlich 10 Tropfen Dilution oder 10 Globuli
Ammonium D 6	2–3 × täglich 10 Tropfen oder 10 Globuli

Erfolgskontrolle

Eine Wirkung und Besserung ist – je nach Schwere der Veränderungen – nach einigen Tagen zu erwarten, spätestens jedoch **nach 2 Wochen**.

Aralia racemosa

Amerikanische Narde

Das Mittel hat sich beim Pferd bei chronischem, krampfartigem Husten mit Atemnot bewährt, besonders wenn eine allergische Ursache vorliegt oder angenommen werden muss.

Symptome beim Pferd

- Krampfartige, trockene Hustenanfälle.
- Asthmaartige, pfeifende Einatmungsgeräusche.
- Heuallergie, Stauballergie und Allergie gegen einige Holzschutzmittel.
- Auswurf von zähen gelben, auch grauen Schleimbatzen aus der Mundhöhle.
- Abgang von wässrigem, scharfem (wundmachendem) Nasensekret.
- Starke Rötung mit Ekzembildung am Übergang von Schleimhaut zur Haut an den Nüstern (ohne Krusten!!).
- Häufiges Schnauben, scheinbar unmotiviert.
- Husten durch leichte Kehlkopf- und Trachea(Luftröhren-)berührung auslösbar.

Begleitende Beschwerden

- Rötungen und kleine wunde Bezirke am Zahnfleisch,
- bei Stuten starke Rötung der Scheidenschleimhaut mit wässrigem, wundmachendem Ausfluss.

Modalitäten

Verschlimmerung	Besserung
• Zugluft und Kälte lösen Hustenreiz aus • Pferde legen sich nicht mehr nieder • Ruhe tut nicht gut, sie führt zu Hustenanfällen bis zum Ersticken (alle sehr auffällig!)	• durch Wärme, auch überwarme Ställe • mäßige Bewegung • nach erfolgtem Schleimauswurf

Dosierung

Mittel	Dosierung
Aralia D 6, D 30 Injektion	8,0 ml i. v.
Aralia D 6	2 × täglich 10 Tropfen Dilution oder 10 Globuli
Aralia D 30	3 × wöchentlich 10 Tropfen Dilution oder 10 Globuli

Antimonium sulfuratum aurantiacum

Goldschwefel

Der Schwefel ist ein wichtiges Mittel, wenn es darum geht, einen Heilungsanstoß zu geben. Er wird sehr oft auch als Reaktionsmittel nach Infektionen eingesetzt, wenn die Heilung nicht mehr weiter fortschreiten will oder nach erfolgloser Therapie (auch nach Antibiotikagabe) in Gang gesetzt werden soll. Das Mittel eignet sich als Anfangsmittel bei einer schon länger bestehenden Bronchitis, aber auch zur Nachbehandlung. Es gilt als **Lösungsmittel,** das den Sekretfluss in Gang bringen soll.

Merke: Es handelt sich um ein *sehr tief greifendes* Mittel, das sich in den letzten Jahren besonders in hartnäckigen Fällen sehr bewährt hat.

Der Schwefelanteil in Antimonium sulfuratum aurantiacum ist sicher für die tief greifende Wirkung des Mittels verantwortlich.

Symptome beim Pferd

- Harter, trockener Husten führt bis zur Erschöpfung.
- Rasselnde Atemgeräusche.
- Die linke Lungenhälfte ist deutlich stärker betroffen.
- In Luftröhre und Kehlkopf schnurrende Atemgeräusche, auch ohne Phonendoskop hörbar.
- Husten leicht auslösbar.
- Die Atmung ist schwierig, kurz stoßweise und hochfrequent.
- Die Bauchdecken werden mit zu Hilfe genommen.
- Nach dem Husten kommt gelb-weißer schaumiger Schleim aus den Nüstern.
- Bei sehr großer Schwäche wird kein Schleim hochgehustet – siehe Dämpfigkeit (► S. 39).
- Interessante begleitende Erkrankungen wie leichte Koliken mit Abgang großer Mengen Gase werden sehr häufig mit beobachtet.
- Noch auffälliger sind die Ekzeme.
- Eitrige Pusteln mit Schorfbildung am Hufrand und/oder die Mauke, die sich mit der Bronchitis abwechselt.

Modalitäten

Verschlimmerung (starke)	Besserung
• Wärme, warme Ställe, • ammoniakhaltige Luft • periodisches Auftreten im Winter	• bei leichter Bewegung • frische Luft • bei reichlichem Aushusten von Schleim

Dosierung

Mittel	Dosierung
Antimonium sulfuratum aurantiacum D6, D8	1–2 × täglich 10 Tropfen Dilution

Arsenum jodatum

Arsentrijodid

Merke: Arsenum jodatum ist ein sehr tief greifendes Arzneimittel *für schwere, hartnäckige, fortgeschrittene* Fälle. Es enthält Arsen und Jod, 2 in der Homöopathie sehr wichtige Mittel für hartnäckige, schwere Veränderungen.

Arsen ist mehr das Mittel für chronische degenerative Veränderungen, die mit Schwäche und Abmagerung einhergehen. Jodum ist – wie bei Ammonium jodatum (▶ S. 35) schon erwähnt – ein Mittel, das sehr tief greifend die Heilung der Schleimhäute der Atemwege anregt und unterstützt. Die Wirkung und Anwendung von Arsenum jodatum lässt sich aus diesen beiden Bestandteilen ableiten. Schwäche und Schwere der Erkrankung prägen das Krankheitsbild. Arsenum jodatum muss einige Zeit gegeben werden. Oft lässt sich in hartnäckigen Fällen der Sekretfluss damit aktivieren. Die Tiere werden im Allgemeinbefinden auffallend munterer, bewegungsfreudiger, bekommen ein besseres Fell.

Symptome beim Pferd

- Trockener Husten, klingt wie heiser, mit großen Mengen gelb bis gelb-grünen Auswurfs.
- Feste Schleimbatzen aus der Maulhöhle bei leichter Senkung des Kopfes.
- Auch aus den Nüstern gelbgrünes Sekret, wundmachend auf der Nüsternhaut.
- Das Sekret sollte möglichst häufig entfernt werden, da sonst Borken entstehen, die beim Entfernen starke Blutungsneigung zeigen.
- Nach dem Hustenanfall große Unruhe und Angst.
- Die Atemnot, die Kurzatmigkeit, der schwache, schnelle Puls und das dringende Verlangen nach frischer Luft (die Pferde drehen den Kopf auffällig in die Frischluftrichtung) weisen den Weg zur Arznei.
- Ein fortschreitender, relativ schneller Gewichtsverlust (durch Fütterung nicht auszugleichen), Stumpfheit des Fells sowie eine leichte derbe Schwellung der fühlbaren Lymphknoten gehören zum Arzneimittelbild.
- Die Pferde haben häufig nachts leicht erhöhte Temperatur und Schwitzen stark. (Bitte nachts nicht eindecken!)

Modalitäten

Verschlimmerung	Besserung
• vor allem nachts • Kälte und Bewegung (auch leichtes Arbeiten) • im Freien bei warmem Wind • vor Gewitter	• durch absolute Ruhe und Wärme, auch überwarme Ställe • Eindecken am Tage

Dosierung

Mittel	Dosierung
Arsenum jodatum D6, D30 Injektion	8,0 ml s. c.
Arsenum jodatum D6	1 × täglich 10 Tropfen Dilution oder 10 Globuli
Arsenum jodatum D30	3 × wöchentlich 10 Tropfen Dilution oder 10 Globuli

Mephites putorius

Stinktier

Mephites wird aus den Afterdrüsen des Stinktieres hergestellt. In niederen Potenzen hat die Dilution noch einen auffallend widerlichen Geruch.

Das Mittel hat krampfartigen Husten mit Atemnot und ähnelt darin dem zuvor beschriebenen **Aralia** (► S. 34). Ein Husten, der dem Mephites-Bild entspricht, tritt oft nach Unterdrückung von Hautausschlägen oder nach Behandlung einer Kolik auf.

Merke: Es kann bei dem Mittel in tiefer Potenz *(D6)* zu deutlicher Erstreaktion mit langdauernden Hustenanfällen kommen.

Symptome beim Pferd

- Spastisch, chronischer Husten, häufig mit Urin- oder Kotabgang.
- Der Atmungstyp ist eher costal, das Ausatmen ist erschwert.
- Deutliches Schleimrasseln hörbar.
- Nach den Hustenanfällen keine Sekretabsonderung aus der Nase, sondern leichtes Nasenbluten ein- oder beidseitig.
- Die Hustenattacken treten beim Fressen und Trinken auf, auch bei angefeuchtetem Heu und Stroh.
- **Auffällig das Verhalten der Pferde seit der Erkrankung:** Unruhe, Nervosität, Weben, Kreisen, Trippeln und Schlagen gegen die Holzwände.
- Im Anschluss an eine erfolgreiche Behandlung von Hauterkrankungen oder einer Kolik.
- Nächtliches Anschwellen der Gliedmaßen unterhalb der Sprunggelenke.

Modalitäten

Verschlimmerung	Besserung
• Lungensymptome durch Futter- und Tränkeaufnahme • nachts und durch Wärme	• durch Kälte (Winter) – alle Beschwerden • Abduschen mit kaltem Wasser

Dosierung

Mittel	Dosierung
Allgemein	in niederen Potenzen (auch **D6**). Wegen starken Geruchs der Dilution sind Globuli besser geeignet.
Mephites D6	1 × täglich 10 Globuli (bei starker Erstreaktion absetzen!)
Mephites D30	nach 2–3 Tagen: 2 × wöchentlich 10 Tropfen Dilution oder 10 Globuli

Rumex crispus

Krauser Ampfer

Rumex crispus ist ein wichtiges Mittel zur Behandlung von Laryngitis (Kehlkopfentzündung), Tracheitis (Luftröhrenentzündung) und Bronchitis.

Das Mittel hat sich auch bei Virusinfektionen im subakuten Stadium bewährt, wenn die Symptome passen. Auch hier steht krampfartiger, eher trockener Reizhusten im Vordergrund.

Merke: Bei *subakuter* Verlaufsform muss das Mittel in *wenigen Tagen* zu einer Besserung führen, in *chronischen* Fällen muss es *längere Zeit* gegeben werden.

Symptome beim Pferd

- Subakute und chronische Kehlkopfentzündung und Bronchitis.
- Krampfartiger, trockener Husten mit wenig Sekret.
- Stark verschärfte Lungen-, Luftröhren-, und Kehlkopfgeräusche.
- Der Husten wird **ausgelöst** durch:
  - tiefe Atemzüge (nach Atemhemmung)
  - Futteraufnahme (nicht Tränkeaufnahme)
  - geringste Anstrengung (Führen auf die Stallgasse)
  - Einatmen von kalter Luft
  - Niederlegen

Begleitende Beschwerden

- Morgens früh häufig dünner Kot neben wohlgeformten „Äpfeln“ sowie Hauterkrankungen als Pusteln oder urtikariaähnliche Hauterscheinungen nach Koppelgang oder Ausritt.

Modalitäten

Verschlimmerung	Besserung
• nächtlich, alle Symptome • ansonsten wie bei allen vorherigen dieses Kapitels	• warmer Stall • eingedeckter Zustand

Dosierung

Mittel	Dosierung
Rumex D4, D6	1 × täglich 10 Tropfen Dilution oder 10 Globuli
Rumex D30	2 × wöchentlich 10 Tropfen Dilution oder 10 Globuli

3.3.3 Dämpfigkeit – unheilbare Form der chronischen Bronchitis

Die chronische Bronchitis führt sehr häufig zu einer Erweiterung des Lungengewebes, welche nicht mehr reversibel ist. Das geschädigte Lungengewebe (Lungenbläschen = Alveolen) kann sich nicht mehr zusammenziehen und die vorhandenen oder sich bildenden Sekrete aus der Lunge ausstoßen. Durch immer neue Infektionen dieses vorgeschädigten Organs kommt es zu eitrigen, schleimigen, zähen Sekreten, welche mit schleimlösenden Medikamenten entfernt werden sollen.

Diese unheilbare chronische Form der Bronchitis kann durch homöopathische Arzneien nur stark gelindert, aber nicht geheilt werden. Einige dieser sehr organotrop wirkenden Arzneien sorgen für die Entleerung der Sekrete, andere wirken auf die Folgekrankheiten eines solchen Prozesses, in erster Linie Herz- und Kreislaufinsuffizienz.

Merke: Arzneien, die bei akuter und chronischer Bronchitis erwähnt wurden, können selbstverständlich auch bei einem dämpfigen Pferd einmal angezeigt sein!

Grindelia

Grindeliakraut

Auch Grindelia ist ein Mittel für asthmaähnlichen Husten mit Atemnot.

Symptome beim Pferd

- Chronische Bronchitis mit starker Erweiterung der Lunge (Lungenemphysem).
- Das Pferd droht zu ersticken.
- Husten selten, nicht auslösbar.
- Asthmaähnliche Atmung mit pfeifenden Atemzügen.
- Feuchte Rasselgeräusche über der ganzen Lunge.
- Die Atmung setzt manchmal aus, dann heftiges Bauchdeckenatmen.
- Nach Atemhemmung kurze Hustenstöße mit sehr zähem, schaumigem Schleim.
- Die Pferde legen sich nicht mehr nieder, sie können im Liegen nicht atmen, oder hundesitzige Haltung.
- Das Herz ist eher verlangsamt.
- Ausgeprägte „Dampfrinne“
- Wird durch plötzliches intensives Bewegen eine spastische Hustenattacke ausgelöst und reichlich Schleim ausgehustet, tritt fast eine Symptomenfreiheit für 2–3 Tage auf.

Begleitende Beschwerden

- Häufig Augenentzündung mit Lichtscheu und ein Ekzem am Übergang von glattem Fell zu längerer Behaarung (Mähne, Schweif, Fessel).

Modalitäten

Verschlimmerung	Besserung
• extreme Temperaturen und Temperaturschwankungen • Nässe • Überanstrengung • Niederlegen	• Ruhe • tagsüber • nach ausgiebigem Sekretauswurf

Dosierung

Mittel	Dosierung
Grindelia D 6	2–3 × täglich 10 Tropfen Dilution oder 10 Globuli
Grindelia D 30	1 × täglich für einige Tage, sonst 2–3 × pro Woche 10 Tropfen Dilution oder 10 Globuli

Stannum metallicum

Metallisches Zinn

Stannum ist ein Mittel für chronische Erkrankungen, die mit Schwäche und Erschöpfung einhergehen. Es sind meist ältere Tiere, für die das Mittel passt, sie sind von der geringsten Anstrengung erschöpft.

Symptome beim Pferd

- Große Schwäche mit chronischer Bronchitis bei anfallsartigem, heftigem, tiefem Husten, der das ganze Pferd erschüttert.
- Grobblasige Rasselgeräusche in der Lunge und im unteren Teil der Luftröhre.
- Auswurf von Sekreten über die Maulhöhle in gelb-grünlichen Batzen, selten leicht blutig.
- Aber auch über die Nase meist einseitiger Abgang gelb-grünen, zähen Sekretes. Bleibt in den Nüstern kleben.
- Der Geruch ist unangenehm süßlich, fast aashaft.
- Die Sekretbatzen liegen morgens im Futtertrog.
- Nach einem Hustenanfall große Erschöpfung, es ist eine Erholungsphase notwendig;
- Angst vor fremden Menschen, auch vor fremden Pferden.

Wichtige begleitende Umstände

- Rasche Gewichtsabnahme, nächtliche Schweiße und meist einseitige Luftsackentzündung.
- Die meist älteren Pferde leiden zusätzlich an arthrotischen Veränderungen der Gliedmaßengelenke sowie an erhöhtem Endoparasitenbefall.

Modalitäten

Verschlimmerung	Besserung
• Überanstrengung • ruhiges Stehen • vormittags und nachts	• in frischer Luft (Koppelgang) • leichte Bewegung auf der Weide • im Sommer nachts im Freien lassen

Dosierung

Mittel	Dosierung
Stannum D6	1 × täglich 10 Tropfen, muss eventuell nach 2–3 Gaben abgesetzt werden, da starker Schleimabgang erfolgt
Stannum jodatum	zeigt eine etwas stärkere Wirkung mit mehr katarrhalischen Symptomen (Jodanteil!)
Malleinum D30 (Nosode aus Kultur von Rotz-Bazillen)	lässt die Arzneiwirkung von Stannum zu wünschen übrig, gibt man 1 Gabe Malleinum D30

Tartarus stibiatus – Tartarus emeticus

Antimonium tartaricum, Brechweinstein

Die Arznei hat sich sowohl bei akuten Bronchitiden als auch bei chronischen Prozessen bewährt. Bei **akuter Bronchopneumonie** ist die Erkrankung geprägt von viel Schleimansammlung mit feinblasigem Rasseln, die Tiere drohen im „eigenen Saft“ zu ersticken.

Chronische Symptome beim Pferd

- Wenig Husten bei hörbarem Schleimrasseln in der Luftröhre und der Lunge.
- Lungenfeld stark erweitert bei dumpfem Perkussionsschall.
- Die Schleimhäute eher weißlich/bläulich, an den Nüstern jedoch stark gerötet.
- Die Nüstern werden zum Atmen weitgestellt und gelegentlich wird die Mundhöhle geöffnet.
- Die Atmung ist weithin hörbar, stoßweise und betont abdominal.
- Die Pferde scheinen im Halbschlaf, mit leicht gesenktem Kopf, die Augenlider halb geschlossen; die Augäpfel eingefallen.
- Der Puls ist schwach, unregelmäßig, kaum fühlbar.
- Morgens und nach einem seltenen Hustenanfall Schweißbildung an den seitlichen Bauchwänden.
- Es ist die Arznei für das Endstadium der Dämpfigkeit mit bedrohlicher Schwäche und Gefahr des Niederbruchs.
- Die Pferde sind ängstlich und wagen es nicht, sich niederzulegen.

Modalitäten

Verschlimmerung	Besserung
• Wärme in jeder Form (Sonne, Stall, Decke, Infrarot etc.) • morgens früh • Niederlegen	• frische Luft, Kälte • leichte Bewegung

Dosierung

Mittel	Dosierung
Tartarus stibiatus D 6	2–3 × täglich 10 Tropfen oder 10 Globuli
Tartarus stibiatus D 30	1–3 × pro Woche 10 Tropfen Dilution oder 10 Globuli

Kalium jodatum

Jodkali

Kalium jodatum ist ein wichtiges Mittel für die Ausheilung und Resorption von Sekreten der Atemwege. Der Jodanteil prägt auch die Wirkung dieser Arznei. Das Kalium bestimmt die Anwendung bei mehr subakutem oder chronischem Verlauf. Kalium jodatum hat darüber hinaus auch eine roborierende (aufbauende) Wirkung, wenn das Pferd sich nach einer Atemwegserkrankung nicht erholen will, matt und müde wirkt.

Merke: Kalium jodatum ist eine sehr tief greifende Arznei. Der Husten ist eher trocken.

Symptome beim Pferd

- Husten trocken, rauh, anfallsartig mit reichlichen dicken, gelb-eitrigen Sekreten.
- Feste Schleimfetzen aus der Maulhöhle und den Nüstern.
- Aus den Nüstern anfangs dünnes, wässriges, wundmachendes Sekret, dann Eiterbatzen.
- Alle Schleimhäute geschwollen in der Mund- und Nasenhöhle und im Kehlkopf.
- Schleimhaut kleine bis zehnpfenniggroße Geschwüre, die sehr leicht bluten.
- Der Husten ist leicht auslösbar, die Atmung betont abdominal. Das Lungenfeld ist erweitert, dumpfer Schall.
- Deutliches Hiemen und Giemen.
- Leichte Schläge mit der flachen Hand auf den Brustkorb lösen Husten aus.
- Nasen-, Nebenhöhlen, Luftsack, Kehlkopf und Luftröhre chronisch entzündet, alle dazugehörigen Lymphknoten vergrößert, derb und auf Druck schmerzhaft.

Modalitäten

Verschlimmerung	Besserung
• morgens 3^{00} bis 6^{00} (alle Beschwerden; man findet Schleimfetzen im Trog, in der Tränke und auf dem Stallboden) • Wetterwechsel • besonders Wärme und Ruhe	• in kühler, frischer Luft • bei kontinuierlicher leichter Bewegung (Schulpferde im Schritt!)

Dosierung

Mittel	Dosierung
Kalium jodatum D4, D6	2 × täglich 10 Tropfen Dilution oder 10 Globuli

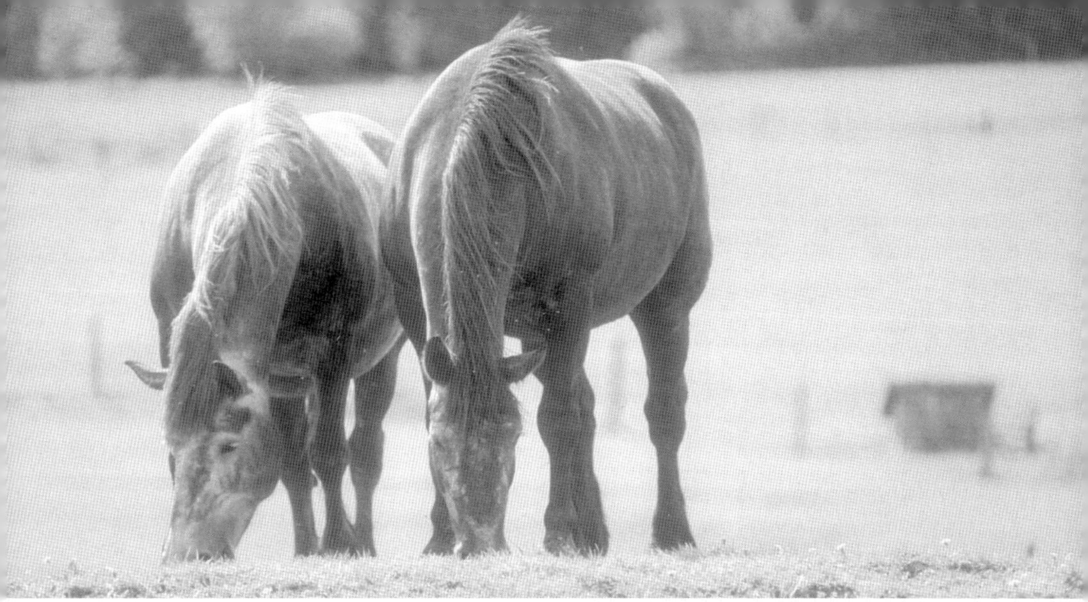

Teil III Therapie der Krankheiten des Magen-Darm-Traktes

4 Einführung

Hier sollen 3 ausgewählte Kapitel der am häufigsten auftretenden Probleme in der Pferdepraxis abgehandelt werden:

1. die akute und chronische Diarrhö
2. die Koliken
3. die akute und chronische Obstipation

Die Klinik der nachfolgenden Erkrankungen wird vorausgesetzt, die Leitsymptomatik der Erscheinungen wird zur Findung einer homöopathischen Arznei verwandt.

5 Diarrhö

5.1 Ätiologie

Die Diarrhö, der Durchfall, ist ein wichtiges Symptom einer Vielzahl von Erkrankungen. Meist liegt eine Entzündung des Darmes (Enteritis) vor.

Ursachen können sein:

- Krankheitserreger: Bakterien, Viren
- Darmparasiten: verschiedenste Wurmarten
- Fütterungsfehler: Fehlzusammensetzung
- mangelhafte Qualität des Futters: verdorben, Schimmelpilzbefall
- Intoxikationen durch Kontakt mit Insektiziden und Pestiziden
- individuelle Unverträglichkeit bestimmter Futterarten, z. B. von Gerste

Zusätzlich begünstigende Faktoren:

- Futter oder Wasser zu kalt, Wasser im Sommer zu keimhaltig
- Futterwechsel
- Temperatur- oder Wetterwechsel
- Verbringen in einen fremden Stall
- Transport
- Stress, Aufregung, Anstrengung, Turnier usw.
- Sonstiges

Meist liegt eine Kombination verschiedener Ursachen oder Faktoren vor, die sich dann noch gegenseitig fördern.

5.1.1 Verlaufsformen

Die Diarrhö kann mit oder ohne Allgemeinstörung verlaufen. Zu den Allgemeinstörungen können gehören:

- Fieber
- Inappetenz
- Mattigkeit in unterschiedlicher Ausprägung

Bei hohem Fieber mit starken Allgemeinstörungen sind, nach klinischer Abklärung, oft die sogenannten **Fieber- und Infektionsmittel** der Homöopathie angezeigt:

- **Aconitum**
- **Belladonna**
- **Lachesis**
- **Pyrogenium**

Inwieweit mit diesen Arzneimitteln allein eine Therapie Erfolg versprechend ist, muss ein erfahrener Tierarzt entscheiden. In diesen Fällen sind beim Pferd häufig noch andere Organe betroffen.

Grundsätzlich unterscheidet man **akute** Verlaufsformen (meist mit akuter Ursache wie bspw. Futterwechsel usw.) von **subakuten** und **chronischen** Verläufen.

Die klinische Diagnostik stellt die wesentlichste Forderung an den Behandler. Sie ist wichtig, um Ursachen wie Parasitenbefall, Fütterungsfehler, mangelhafte Qualität u. a. abzuklären und abzustellen. Das noch so treffend gewählte Homöopathikum wird nicht zur Heilung führen, wenn massenhafter Strongylidenbefall die Ursache einer Diarrhö ist oder wenn dem Pferd weiterhin verdorbenes Futter verabreicht wird.

5.2 Symptomatologie

Zu den nachfolgend beschriebenen homöopathischen Arzneien führt uns die individuelle Symptomatik.

5.2.1 Fragenkatalog

Frage	Differenzierungsmöglichkeiten	Patient
Seit wann besteht der Durchfall?	• Stunden	☐
	• halber Tag	☐
	• ganzer Tag	☐
	• einige Tage	☐
	• Wochen	☐
	• Monate	☐
Ist er akut aufgetreten oder hat er sich allmählich entwickelt?	• akut	☐
	• allmählich	☐
Gibt es eine auslösende Ursache?	• Parasitenbefall, Futterwechsel, falsches Futter, verdorbenes Futter	☐
	• Umgebungswechsel, Transport, Turnier	☐
	• Unverträglichkeit bestimmter Futteranteile	☐
	• Kontakt mit Insektiziden oder Pestiziden	☐
	• Unverträglichkeit von Medikamenten, die wegen einer anderen Erkrankung gegeben wurden	☐
	• Folge von Kälte, Durchnässung, Hitze, Überanstrengung, Angst, Schreck usw.	☐
Verläuft die Diarrhö mit oder ohne Allgemeinstörung?	• Zeigt das Tier vermehrten Durst, wird in großen langen Zügen getrunken oder häufiger in kleinen Schlucken, oder ist der Durst unverändert oder geringer als gewohnt?	☐
	• mit oder ohne Fieber? wie hoch?	☐
	• mit Inappetenz oder ungestörtem Appetit oder beeinträchtigtem Appetit?	☐
	• mit Mattigkeit oder ohne; ist das Pferd in seiner Aufmerksamkeit, seiner Leistungsfähigkeit, seiner Reaktion auf seine Umgebung verändert?	☐
	• Wie äußert sich diese?	☐

Frage	Differenzierungsmöglichkeiten	Patient
Wie ist das Verhalten des Tieres in seiner Erkrankung?	• Ist das Tier unruhig oder ruhiger als sonst, wie äußern sich Unruhe oder Ruhe: Schlagen nach dem Bauch, Hin- und Hertreten, unruhige, ständige Bewegung, Dastehen mit aufgekrümmtem Rücken usw.?	□
	• Ist das Pferd unleidlicher oder gleichgültiger als sonst,	□
	• schreckhafter, berührungsempfindlicher, lichtempfindlicher?	□
	• Liegt das Pferd mehr als gewohnt oder steht es mehr?	□
	• Zeigt es Schmerzen, sind diese deutlicher bei Berührung, bei festem Druck, in der Ruhe, in der Bewegung, nach der Bewegung, vor der Futteraufnahme, nach dem Fressen, wie lange nach dem Fressen?	□
Wie sieht der Kot aus?	• hell	□
	• dunkel	□
	• gelb	□
	• grünlich	□
Wie ist die Konsistenz?	• breiig, dünnbreiig, wässrig, schleimig, unverdaute Partikel enthaltend	□
	• blutig, hellrote Blutstreifen oder insgesamt blutig	□
	• Wechsel von Diarrhö und normal geformtem Kot	□
Wie riecht der Kot?	• artspezifisch	□
	• faulig	□
	• stechend	□
	• säuerlich	□
Wie und wie oft wird Kot abgesetzt?	• so häufig wie gewohnt	□
	• häufiger	□
	• weniger häufig	□
	• unter Abgang von lauten Flatulenzen	□
	• ohne Abgang	□
	• in großen Mengen	□
	• in kleinen Mengen	□
	• mit Kotdrang	□
	• ohne, Kot läuft passiv aus dem After aus	□
Ist der Kot eventuell wundmachend (After ganz rot, Tiere jucken sich dauernd) oder nicht?	• wundmachend	□
	• nicht wundmachend	□
Gibt es Umstände, die den Durchfall bessern oder verschlimmern?	• Aufnahme von Wasser, Aufnahme von Futter, bestimmte Fütterung	□
	• Ruhe, Bewegung, Wärme, Kälte, frische Luft, Stress, Aufregung usw.	□

Frage	Differenzierungsmöglichkeiten	Patient
Gibt es auffallende sonstige Symptome?	• z. B. Knabbern an Holz oder Metall oder Aufnahme von sonstigen Stoffen	☐
	• auffallende Verhaltensweise, die das Pferd erst seit dem Durchfall hat	☐

Merke: Die Beantwortung dieser Fragenkomplexe ergibt die individuelle Symptomatik der Diarrhö. Wir suchen das Arzneimittel, das diesen individuellen Symptomen am ähnlichsten ist. Dabei müssen vor allem die *Causa = auslösende Ursache* und das *Verhalten* des Tieres berücksichtigt werden.

5.3

Therapie

Nux vomica

Strychnos nux vomica, Brechnuss

Nux vomica gehört zu den wichtigsten Mitteln bei der Behandlung von Magen-Darm-Erkrankungen und auch der Diarrhö. Charakteristisch für Nux vomica ist Diarrhö als Folge von Futterwechsel, falscher Futterzusammensetzung, auch verdorbenem Futter, Diarrhö als Folge von Stress und Aufregung. Aufgekrümmter Rücken und Kotdrang gehören zu den Symptomen, die für Nux vomica wahlanzeigend sind.

Symptome beim Pferd

Art der Störung

- Akuter und rezidivierender Durchfall, vor allem morgens früh.
- Wasser und Futter werden in der Regel vermindert aufgenommen.
- Ständiger Kotdrang mit krampfartiger Bauchpresse.

Kot

- Die Farbe des Kotes ist auffallend hell oder gelblich, bei Weidegang hellgrün.
- Die Entleerung geht mit viel Blähungsabgang einher und spritzt aus dem After.

Typisch

- Durch den ständigen Druck auf den Kot kehrt sich die Darmperistaltik um: etwas dünner Kot geht ab, wird aber wieder teilweise in den Darm zurückgesogen.
- Die Bauchdecken sind hart, trommeldick gespannt und auffallend berührungsempfindlich.

Cave

Pferd schlägt und beißt gezielt.

Causa

- Futterwechsel, verdorbenes Futter, Aufnahme zu großer Mengen, einseitiges Futter, vor allem Kraftfutter und Mineralmischungen.
- Aufregung, Transport, Turnier, Besitzerwechsel, Futterneid (dadurch gierige Futteraufnahme).

Modalitäten

Verschlimmerung	Besserung
• trockenes, schönes Wetter • Kälte • nach Futter- und Tränkeaufnahme • Schreck, Hektik, Stress • Aufregung auf dem Abreiteplatz	• Stallwärme • kurze Ruhephasen • ruhiger Umgang mit ruhigem Zureden

Dosierung

Mittel	Dosierung
Nux vomica D6	2–3 × täglich 10 Tropfen Dilution oder 10 Globuli
Nux vomica D30	im akuten Fall 1 × täglich für 2–3 Tage; sonst 1–2 × pro Woche 10 Tropfen Dilution oder 10 Globuli

Arsenicum album

Acidum arsenicosum anhydricum, Weißes Arsenik

Arsenicum album ist eines der wichtigsten Mittel zur Behandlung der Diarrhö, vor allem wenn der Kot faulig riecht, wenn der Durchfall Folge von verdorbenem Futter ist und das Pferd deutliche Schwäche und Durst auf kleine Mengen zeigt.

Symptome beim Pferd

Art der Störung

- Akuter Darmkatarrh mit ungeheurer Schwäche, trotzdem unruhige Dauerbewegung.
- Temperaturerhöhung alle 2–3 Tage, dann ist die Kotbeschaffenheit auch noch dünner und stinkender.

Kot

- Schleimiger, dunkler, dünner Kot.
- Riecht faulig und wird in kleinen Mengen häufiger abgesetzt.
- Starke unverdaute Anteile.

Typisch

- Der Kot verschmiert die Innenflächen der Hinterbeine und ist wundmachend.
- Rötung oder leichte Ekzeme mit Krusten in der analen (vulvoanalen) Region.
- Die Pferde trinken ständig kleine Mengen Wasser (Wasser wird aus der Tränke verschlabbert).

Causa

- Folge von verdorbenem Futter (Pilzbefall, Fehlgärung, Insektizid- oder Pestizidbelastung).

Modalitäten

Verschlimmerung	Besserung
• Ruhe, Kälte • Koppelgang • Vor allem in der 2. Nachthälfte • Futter- und Tränkeaufnahme	• Leichte Bewegung (alle Beschwerden) • Wärme (Decke, Infrarot) • Futterentzug (außer Gabe von langfaserigem Futter wie Heu und Stroh)

Dosierung

Mittel	Dosierung
Arsenicum album D6, D12	2 × täglich 10 Tropfen Dilution oder 10 Globuli
Arsenicum album D30 (akut)	1–2 × täglich 10 Tropfen Dilution oder 10 Globuli
Arsenicum album D30 (sonst)	1–2 × pro Woche, wie vorher

Okoubaka

Okoubaka aubrevillei, Okoubakabaum (ein Sandelholzgewächs)

Okoubaka wird aus dem getrockneten Holz und der Rinde eines in Westafrika wachsenden Urwaldbaumes hergestellt. Es hat sich besonders bewährt bei Durchfällen, die durch im weitesten Sinne toxische Substanzen hervorgerufen werden. Beim Pferd ist es in erster Linie Folge von Aufnahme von insektizid- oder pestizidhaltigem Futter. Hierin übertrifft das Mittel das sonst angezeigte **Nux vomica** (► S. 50)!

Symptome beim Pferd

Kot

- Heftige wässrige Durchfälle mit fehlender Futteraufnahme, jedoch stetiger Wasseraufnahme.

Causa

- Folgen von Aufnahme insektizid-, pestizidhaltigen Futters.
- Durchfälle als Folge von Vergiftungen, z. B. mit Antiparasitika (Insektensprays, -pulver, Entwurmungspasten).
- Knabbern an behandeltem Holz im Stall und auf der Koppel.

Dosierung

Mittel	Dosierung
Okoubaka D3	2–3 × tägl. 10 Tropfen oder 10 Globuli; Erfahrungen mit höheren Potenzen liegen nicht vor

Erfolgskontrolle

Besserung muss innerhalb von 24 Stunden eintreten.

Veratrum album

Weiße Nieswurz, Germer

Veratrum album hat in erster Linie **akute Diarrhö** mit sehr wässrigem Kot und **starker Kreislaufschwäche** (bläulich-blasse Schleimhäute).

Bei **Arsenicum album** (► S. 51) sind die Tiere schwach, wie vergiftet, bei **Veratrum album** ist es mehr die Kreislaufschwäche, die im Vordergrund steht.

Symptome beim Pferd

Art der Störung

- Subakute und akute Darmentzündung mit wässrigen Durchfällen.
- Kreislaufstörung, drohender Niederbruch mit reichlich Schweiß im Hals- und Schulterbereich.

Kot

- Vor Abgang des Kotes Verkrampfungen oder peristaltikartige Bauchbewegungen.
- Geruchlose, grau-braune wasserähnliche Durchfälle, die unter Druck entleert werden oder passiv aus dem After rinnen.

Typisch

- Der unstillbare Durst mit reichlichem Kot- und Harnabgang.
- Verspannungen und Zittern der Gliedmaßen während des Kotabganges.
- Der Puls ist klein und schnell, bei auffälliger Blässe und Blaufärbung der sichtbaren Schleimhäute.
- Die Schwäche nimmt von Kotabsatz zu Kotabsatz zu.
- Harnträufeln bei Stuten.
- Zuckungen und Verspannungen der Rückenmuskulatur.

Causa

- Verdorbenes Futter sowie Aufregung und Schreck (Verladen, Turnierstress) sind häufig Auslöser der Krankheit.

Modalitäten

Verschlimmerung	Besserung
• nachts in überwarmen Ställen • nach Aufnahme von Futter und kaltem Wasser	• Wärme (alle Beschwerden) lauwarmes Wasser zu trinken geben! • Pferde, auch Fohlen, eindecken! • Reiten oder Führen im Schritt im Freien – bessern die bedrohlichen Zustände

Dosierung

Mittel	Dosierung
Veratrum album D6	2–4× täglich 10 Tropfen Dilution oder 10 Globuli
Veratrum album D30 (akut)	1–2× täglich 10 Tropfen Dilution oder 10 Globuli

Podophyllum peltatum

Maiapfel

Podophyllum ist das Mittel für sehr wässrige Durchfälle, die in hohem Bogen unter großem Druck aus dem After schießen (sog. „Hydrantenstuhl").

Symptome beim Pferd

Art der Störung – Kot

- Sommerdurchfälle der Fohlen mit sehr wässrigem gelblichem oder grünem Kot; schießt im Stehen in hohem Bogen aus dem After.
- Die Tiere krümmen sich, zuerst gehen Blähungen ab, dann wird der Schweif aufgestellt, bis der Kot herausschießt.
- Schnelle Schwäche der Jungtiere!

Modalitäten

Verschlimmerung	Besserung
• deutlich durch heißes Sommerwetter und Milchtrinken	• keine Vorgaben

Dosierung

Mittel	Dosierung
Podophyllum D6, D8 für Fohlen	2–3× täglich 8–10 Tropfen Dilution oder 8–10 Globuli

Hydrastis canadensis

Kanadische Gelbwurz

Hydrastis ist das Mittel für mehr subakuten oder auch chronischen, sehr **hartnäckigen Durchfall**, die Kotkonsistenz kann auch wechseln.

Symptome beim Pferd

Art der Störung

- Erst leichte Verstopfung, nach Eingabe von Glaubersalz – Durchfall.
- Durchfälle über Wochen andauernd, ständig die Farbe und Beschaffenheit wechselnd.

Kot

- Helle, selten blutige Durchfälle (Fohlen), grünlicher schleimiger Kot wird häufig in kleinen Portionen abgesetzt oder läuft passiv aus dem After.

Typisch

- Auffällig die schnelle Abmagerung, Blutbild eher anämisch.
- Häufig begleitende Katarrhe der Bindehaut und der Nasenschleimhäute mit gelbem fadenziehendem Sekret, meist einseitig aus der Nase hängend.
- Leicht blutende Einrisse am Schließmuskel bei der rektalen Untersuchung.
- Auffallend klebriger Speichel.
- An Zungenrand und Zahnfleisch sind kleine Geschwüre sichtbar.
- Veränderung der Leberwerte deutet auf einen entzündlichen Prozess hin.

Causa

- Chronische Katarrhe, die mit ständig wechselnden Antibiotika versorgt wurden
- Erkältung im Frühjahr und Herbst auf der Koppel
- Massiver Wurmbefall – Anämie

Modalitäten

Verschlimmerung	Besserung
• durch Kälte (alle Beschwerden) • nach dem Fressen und Saufen sind die Pferde und Fohlen wie benommen	• durch Wärme in jeder Form

Dosierung

Mittel	Dosierung
Hydrastis D6	2 × täglich 10 Tropfen Dilution oder 10 Globuli

Rheum palmatum

Chinesischer Rhabarber

Rheum ist ein Mittel für **stark säuerlich riechende** Durchfälle besonders bei **Jungtieren.**

Symptome beim Pferd

- Akute Durchfälle bei Saugfohlen mit Beginn der ersten festen Nahrungsaufnahme.
- Schmerzhafte (leises Stöhnen), wundmachende, sauer riechende, milchige Durchfälle.
- Häufiger Drang auf den After – leichte Vorwölbung.

Modalitäten

Verschlimmerung	Besserung
• bei Koppelgang mit reichlichem Grasen	• im Stall bei kontrollierter Fütterung der Mutter

Dosierung

Mittel	Dosierung
Rheum D6	2–3 × täglich, für ein Fohlen 8–10 Tropfen Dilution oder 8–10 Globuli

Sulfur

Sublimierter Schwefel

Sulfur ist ein Mittel für akute, subakute und chronische Diarrhö. Die Symptome können sehr vielfältig sein. Sulfur kann bei Diarrhö auch als **Reaktionsmittel** eingesetzt werden, wenn die Tiere vorbehandelt sind, besonders nach Antibiotikatherapie.

Symptome beim Pferd

Art der Störung

- Chronische Durchfälle, aber auch akute Diarrhö.
- Verstopfung und Durchfall abwechselnd.
- Abgang von reichlich Blähungen, die nach faulen Eiern riechen (H_2S).

Kot

- Der Kot enthält viele unverdaute Anteile und ist wässrig, morgens früh eher schleimig-wässrig.
- Mit dem Abgang der Winde spritzt dünnes, je nach Fütterung braunes oder grünes Wasser aus dem After.

Typisch

- Das ganze Pferd stinkt nach Kot und Schwefelwasserstoff.
- Das ganze Hinterteil einschließlich Schweif, alles verdreckt, verschmiert.
- Die Pferdebox gleicht einem Schweinestall.
- Auffällige Rötung um den After herum, es juckt scheinbar (Scheuerstelle am Schweif).
- Morgens beim ersten Abgang des dünnen Kotes wölbt sich der Anus vor bei abgestelltem Schweif.

Causa

- Durchfälle als Folge von Medikamenten, z. B. Antibiotika, Antiphlogistika, Analgetika.
- Folge von Unterdrückung von Hautausschlägen und Fieber.

Modalitäten

Verschlimmerung	Besserung
• durch Nässe, Kälte (alle Beschwerden) • Wetterwechsel, kaltes Abwaschen sowie Abspritzen • vormittags zwischen 10^{00}–12^{00} • bei Ruhe	• Bewegung in frischer Luft • bei trockenem, warmen Wetter auch in Außenboxen • Transporte im Hänger (Pferdegesellschaft)

Dosierung

Mittel	Dosierung
Sulfur D 6 (als Reaktionsmittel nach Medikamenten)	für 3–5 Tage 2 × täglich 10 Tropfen Dilution oder 10 Globuli
Sulfur D 30	bewährt hat sich in diesen Fällen auch eine 1-malige Gabe von 10 Tropfen Dilution oder 10 Globuli
Sulfur D 12	1–2 × täglich 10 Tropfen Dilution oder 10 Globuli
Sulfur D 30 (chronische Diarrhö)	1–2 × pro Woche 10 Tropfen Dilution oder 10 Globuli
Sulfur D 200	Einzelgabe von 10 Tropfen Dilution oder 10 Globuli; Wiederholung bei Bedarf nach 3–4 Wochen

6 Koliken

6.1 Alle Erscheinungsformen

6.1.1 Ätiologie

Das Wort kommt aus dem Griechischen, von „Kolike nosos" = Darmleiden. Heute steht das Wort Kolik für krampfartige Leibschmerzen, schmerzhaftes Zusammenziehen eines Hohlorganes. Klinisch bedeutsam sind Darm-, Magen-, Blasen-, Nieren- und Gallenkoliken. Die Koliken gehen meist einher mit Schweißausbruch und eventuell Kollaps.

Man kann bei den Darmkoliken eine Einteilung unter verschiedenen Gesichtspunkten vornehmen:

1. in welchem **Darmabschnitt** es zur Kolik kommt:
   - Dünndarm, Blinddarm, Dickdarm, Enddarm
2. nach der **Ursache:**
   - Darmverschlingung, Darmeinstülpung, Anschoppung, Fehlgärung
   - Futterwechsel, verdorbenes Futter, Stress, Aufregung, Überanstrengung, Durchnässung usw.
3. nach der **Art der Reaktionsweise** des Darmes:
   - sog. **spastische** (= Krampfkolik)
   - und **atonische** (häufig Anschoppungskolik/Obstipationskolik genannt)
4. nach dem **Verlauf:**
   - perakut, akut
   - subakut
   - rezidivierend

Keine dieser Einteilungen ist allumfassend und befriedigend. Meist liegt eine Kombination verschiedener Faktoren vor, sodass eine strikte Einteilung nach einem der genannten Prinzipien keinen Sinn ergibt. Nur eine differenzierte Betrachtungsweise erleichtert die klinische Diagnose und führt zu einer für den jeweiligen Fall sinnvollen und Erfolg versprechenden Therapie.

Trotz allen medizinischen Fortschritts ist auch heute noch die Kolik der Pferde für Besitzer und Tierarzt häufig ein Alptraum.

6.1.2 Symptomatologie

In der Homöopathie spielen die **auslösende Ursache,** der **Grund für die Kolik,** sowie die **individuelle Symptomatik** die übergeordnete Rolle.

Eine exakte klinische Untersuchung, soweit möglich, und die klinische Diagnose sind eine Forderung, ohne die wir überhaupt nichts am Tier therapieren dürfen. Die klinische Diagnose gibt uns Hinweise auf die zu wählende Therapieform:

- allopathische Behandlung
- homöopathische Behandlung
- chirurgische Behandlung

Bei jeder Kolik treten begleitende Beschwerden auf, und gerade diese sind für die homöopathische Arzneimitteldiagnose äußerst wertvoll.

Die **begleitenden Beschwerden** können nun folgende sein:

- ängstliches Verhalten – ängstliches Schauen nach dem Bauch
- unruhiges Verhalten – ruhiges Verhalten
- Stöhnen, Jammern
- häufiges Pressen auf den Kot
- fehlende Darmpresse
- häufiger dünner Kotabsatz
- erhöhte oder verminderte Darmtätigkeit
- Schweißbildung (Ort, Ausdehnung etc.)
- kalt, heiß
- Abkühlung des Tieres, sich ausbreitend von den Gliedmaßen zum Rumpf hin

Einteilung der Kolik nach homöopathischen Gesichtspunkten:

Akute Kolik		Rezidivierende Kolik
Krampfkoliken	Akut auftretende Obstipationskolik	
• plötzlich auftretend • deutlich sichtbare Schmerzäußerung (Niederbruch, Schwitzen, Stöhnen, Schlagen mit den Gliedmaßen) • mit vermutbaren Schmerzen	• Tiere stehen eher ruhig, teilnahmslos, wollen in Ruhe gelassen und nicht bewegt werden	• Neigung zur Kolik

6.1.3 Therapie

Nach diesen Kriterien schauen wir uns nun passende homöopathische Arzneien an.

Für die Krampfkolik	Obstipationskolik	Rezidivierende Kolik (Kolikneigung)
• **Belladonna (► S. 65)** • **Colocynthis (► S. 63)** • **Cuprum (► S. 68)** • **Dioscorea (► S. 61)** • **Magnesium phosphoricum (► S. 64)** • **Nux vomica (► S. 60)** • **Tabacum (► S. 66)** • **Veratrum album (► S. 69)**	• **Nux vomica (► S. 71)** • **Opium (► S. 73)** • **Plumbum (► S. 70)**	• **Colchicum (► S. 76)** • **Lycopodium (► S. 79)** • **Natrium muriaticum (► S. 75)** • **Sulfur (► S. 77)**

Merke: Die hier erwähnten und ausführlich besprochenen Arzneien sind eine Auswahl der wichtigsten und bewährtesten. Im Einzelfall können auch andere Arzneien angezeigt sein!

6.2
Krampfkoliken

6.2.1 Therapie

Nux vomica

Strychnos nux vomica, Brechnuss

Nux vomica, die Brechnuss, gehört zu den wichtigsten Mitteln für Verdauungsstörungen bei allen Tierarten.

Aufgekrümmter Rücken, Pressen auf den Kot, scheinbar sehr starke Schmerzen mit heftigen Abwehrreaktionen bei der Untersuchung sind häufig erste Hinweise für die Arznei.

Typisch sind Verkrampfungen des Magens oder Darms, sogenannte **Spasmen.** Diese können dann, je nach Ausgangslage und Begleitumständen zu Blähungen führen, zu Diarrhö (Durchfall), zu Verstopfung, zu Schmerzhaftigkeit mit Anspannung der Bauchdecken bis hin zu den starken Spasmen, wie wir sie von der Kolik kennen.
Für Nux vomica besonders wichtig ist die **Causa,** die auslösende Ursache: Die Verdauungsstörungen werden ausgelöst durch Futterwechsel, durch Aufnahme von zu viel Futter, von nicht artgerechtem Futter, von falsch zusammengesetztem Futter, von verdorbenem Futter.

Daneben gibt es Tiere, die auch in ihrem Verhalten und in ihrer Reaktionsweise dem Nux-vomica-Bild entsprechen: Es sind Tiere, die nervös und leicht reizbar sind. Sie reagieren sehr empfindlich auf Geräusche, Berührung, Licht, Gerüche, also auf alle Sinnesreize. Die Reaktion kann sich äußern in Hochschrecken, Steigen, Zurseitespringen, Ausschlagen oder eben auch in Magen-Darm-Symptomen mit Verkrampfungen (Spasmen) wie oben beschrieben.

Merke: Nux vomica ist somit ein Arzneimittel mit sehr vielfältigen Symptomen und Einsatzmöglichkeiten für akute, subakute und chronische Symptomatik. Es begegnet uns bei Verdauungsstörungen immer wieder.

Symptome beim Pferd

Art der Störung

- Krampfartige Schmerzen mit geblähtem Abdomen.
- Spastischer Darm – Antiperistaltik (= Darmbewegung in die falsche Richtung).
- Magen, Dünn- und Dickdarm, Bauchdecken hart, gespannt, eingezogen.
- Vergeblicher Stuhldrang mit starker Vorwölbung des Anus.

Cave

Beim Rektalisieren starke Spasmen und Schmerzen, massive Abwehrbewegungen, Ausschlagen.

Kot

- Sehr kleine, trockene Ballen, auch mit pappigem Schleim überzogen.
- Im Normalfall wechselt die Konsistenz ständig.
- Durchfall und feste Ballen.
- Starkes Pressen auf Kot und Urin.

Typisch

- Nerviges, unruhiges, eher magereres Tier.
- Regt sich bei allem Neuen sofort auf.
- Kann bis zu 2 Stunden nach der Fütterung nicht gesattelt werden.
- Sattelgurt unverträglich.
- Seitenlage mit Kopf auf dem Körper.

Causa

- Kolik nach Futterwechsel.
- Überfütterung.
- Schlechtes Futter (Schimmelpilze, Staub etc.).
- Freizeitpferde, Belastung am Wochenende.
- Stress, Aufregung, z. B. Verladen, Turnierstress usw.

Modalitäten

Verschlimmerung	Besserung
• Bewegung • Kälte • Fressen, ½–1 Stunde nach der Futteraufnahme • frische Luft • trockenes Wetter • Koppelgang	• besonders abends und nachts • in Ruhe • Wärme • Niederlegen, auch hundesitzige Stellung • warmer Stall

Dosierung

Mittel	Dosierung
Nux vomica D6	2–3 × täglich 10 Tropfen Dilution oder 10 Globuli

Dioscorea

Dioscorea villosa, Zottige Yamswurzel

Die Pflanze stammt aus Nordamerika.

Typisch sind plötzlich einsetzende heftigste Schmerzen, die Tiere reagieren mit Strecken bzw. Dehnen des Rückens. Diese Modalität, Kolik mit Besserung durch Strecken oder Dehnen, haben sonst nur noch **Belladonna** (► S. 65) oder **Mandragora,** das für die Kolikbehandlung eine untergeordnete Rolle spielt.

Symptome beim Pferd

Art der Störung

- Kollern mit Steelbandeffekt (schwirrende Töne), bei der Perkussion reichlicher Abgang von Flatulenzen.
- Plötzliche anfallsweise Schmerzen im leicht geblähtem Abdomen, die in die Gliedmaßen ausstrahlen können (wechselnde Lahmheiten beim Umhergehen).
- Plötzlicher Kotdrang mit Umstülpung des Afters.
- Dünndarmkoliken.

Kot

- Morgendliche Durchfälle, heißer Kot.
- Kot sehr hell – gelblich.
- Beim Rektalisieren dünner, wässriger Kot.
- Reichliche Flatulenzen.

Typisch

- Erschöpfung, Blähungen, Flatulenzen.
- Krampfpausen ohne jegliche Schmerzen.
- Ausschachten des Penis zu Beginn der Kolik.
- Auffällige Blutleere, das heißt blasse, verwaschene Schleimhäute.
- Kälte der Akren (Gliedmaßenenden).

Causa

- Rosse.
- Hengstgehabe (Wallach).
- Nach dem Decken.

Modalitäten

Verschlimmerung	Besserung
• Morgens • aber auch abends, nachts • Liegen, Ruhe • Zusammenkrümmen, Bauchlage	• bei Druck • Rückwärtslegen • **Überstrecken des Rückens** • Umherführen • Bewegung in frischer Luft • wälzt sich auf dem Rücken mit abgespreizten Gliedmaßen Kotabsatz

Dosierung

Mittel	Dosierung
Dioscoera D4, D6	2–3 × täglich 10 Tropfen Dilution oder 10 Globuli

Colocynthis

Citrullus colocynthis, Koloquinte

Die Pflanze gehört zu den wichtigsten Mitteln für Krampfkoliken.

Heftigste Schmerzen führen zu starkem Zusammenkrümmen und Schmerzäußerungen wie Schlagen nach dem Bauch, ständiges Aufstehen und Niederlegen. Fester Druck und lokale Wärme bessern.

Symptome beim Pferd

Art der Störung

- Aufgetriebenes Abdomen.
- Schmerzen plötzlich einschießend.
- Schlägt mit den Gliedmaßen nach dem Bauch.
- Ständiges Aufstehen und Niederlegen, Ruhelosigkeit.
- Beschleunigte Darmpassagen, beschleunigte Peristaltik.
- Ängstliches Schauen nach dem Bauch.

Kot

- Durchfall wässrig, blutig oder Gleitmittelkonsistenz, fadenziehend.
- Stinkt wie altes Heu, auch die reichlichen Flatulenzen.
- Kotabsatz kurz nach dem Fressen, vorwiegend dünnflüssig.

Typisch

- Hunger und Futteraufnahme in der Kolikpause.
- Starke Erregung vor dem Kolikanfall.
- Kopf zum Unterbauch gewendet.
- Fehlender Harnabgang (Krampf).

Causa

- Erkältung.
- Ärger (Stress).
- Tadeln.
- Transport (Seekrankheit).
- Erste Grünfutteraufnahme.
- Säuft große Mengen nach Überhitzung.

Modalitäten

Verschlimmerung	Besserung
• durch Ärger, Bestrafung	• durch Druck
• durch Stress und Transport	• Ruhe
• bei leichter Berühung	• Wärme (Infrarot)
• auf dem Rücken wälzen!	• Flatulenzen, Kotabgang,
• im Stehen	• Anziehen der Hintergliedmaßen
	• Zusammenkrümmen

Dosierung

Mittel	Dosierung
Colocynthis D6, D30	2–3 × täglich im Abstand von ½ Stunde 10 Tropfen Dilution oder 10 Globuli
Nachbehandlung:	2 × täglich 10 Tropfen Dilution oder 10 Globuli

Magnesium phosphoricum

Magnesiumhydrogenphosphat

Magnesium phosphoricum gehört ebenfalls zu den wichtigsten und bewährtesten Mitteln für die akute Krampfkolik.

Ganz plötzlich einsetzende, heftigste Schmerzen sind typisch, sehr oft Durchfall, aber auch Obstipation oder wechselweises Auftreten von Durchfall und Verstopfung. Typisch sind starke, krampfartige Schmerzen. Sie werden ausgelöst durch Überanstrengung, sowohl körperlicher als auch geistiger Natur.

Symptome beim Pferd

Art der Störung

- Aufgetriebener Blähbauch.
- Obstipation, aber auch Diarrhö möglich.
- Flatulenzen mit Stöhnen (schmerzhaft).
- Umhergehen mit Stöhnen.

Cave

Rektale Untersuchung ist schmerzhaft!

Kot

- Plötzliche Durchfälle, erst mehr breiig oder mit strukturierten Futterteilen, dann wässrig.
- Aber auch möglich: vorwiegend Obstipation.

Typisch

- Vermehrtes Augentränen, Hängen der Augenlider (Ptosis), Augenzucken (Nystagmus).
- Zucken der Gliedmaßen.
- Ausschütteln der Beine nach Kolikanfall.
- Gefäße der Schleimhäute injiziert, gerötet.

Causa

- Übersäuerung der Muskulatur durch Überanstrengung.
- Nach längerem Stehen mit dem ersten Konditionstraining.
- Kolik als Folge von Trinken großer Mengen kalten Wassers.

Modalitäten

Verschlimmerung	Besserung
• durch Kälte, bei feuchtem Wetter • leichte Berührung • auch Eindecken • Bewegung (Trab, Galopp)	• bei Wärme • mehr Druck als bei Colocynthis • festes Reiben • Führen, Zusammenkrümmen • festes Gurten • warmer Stall (Stroh)

Dosierung

Mittel	Dosierung
Magnesium phosphoricum D8	2–3 × täglich im Abstand von ½ Stunde 10 Tropfen Dilution Globuli gibt es erst ab D10.
Nachbehandlung:	2 × täglich 10 Tropfen Dilution

Erfolgskontrolle

Die Arznei muss schnell, d.h. innerhalb einer halben Stunde, nach der 2., spätestens nach der 3. Arzneigabe Wirkung zeigen. Sonst ist sie nicht angezeigt oder eine Überprüfung des klinischen Zustandes ist dringend erforderlich.

Belladonna

Atropa belladonna, Tollkirsche

Belladonna ist ein Mittel für schwere Krämpfe bei Koliken. Typisch sind entweder **heftigste Reaktionen** mit Auf- und Niedergehen, Schlagen, Toben, bei denen man kaum an das Pferd herankommt. Diese gehen dann über in einen **scheinbar komatösen** Zustand, in dem die Tiere vollkommen apathisch dazuliegen scheinen und ihre Umgebung kaum noch wahrnehmen.

Extreme Geräusche, Anfassen, die Untersuchung des Pferdes können jedoch urplötzlich wieder heftigste Reaktionen hervorrufen.

Symptome beim Pferd

Art der Störung

- Plötzliche, periodische Koliken.
- Auf- und Niedergehen.
- Magen und Darm mit viel Gas.
- Kolonlagen stark aufgetrieben und schmerzhaft!

Cave

Für den Tierarzt die gefährlichste Kolik, da der Auslöser die rektale Untersuchung sein kann.

Kot

- Erfolgloser Drang auf den Darm.
- Verstopfung, feste Ballen.
- Beim Ausräumen große Mengen.
- Plötzlich viel Gas und wässriger Durchfall.

Typisch

- Pupillen auffallend weit.
- Licht-, geräusch-, und berührungsempfindlich.
- Alle Schleimhäute stark gerötet und gestaut und trocken.
- Pulsschlag an der Vena jugularis (Halsvene) zu sehen und zu spüren.
- Motorische Unruhe.

Hinweis
Nicht im Kolikkrampf behandeln und untersuchen!

Causa

- Sommerhitze (Sonnenstich).
- Erkältung.
- Aufregung (Verladen, Turnier).
- Zahnwechsel.
- Wind und Wetter.
- Scheren des Felles: Hallenturniersaison.

Modalitäten

Verschlimmerung	Besserung
• Aufregung, Geräusche • Bewegung • Sommerhitze • abends, nachts	• beim Ausstrecken in Rückenlage • durch Halbaufrichten und hundesitzige Stellung • auch Zusammenkrümmen möglich

Dosierung

Mittel	Dosierung
Belladonna D 6, D 30	2–3 × täglich im Abstand von ½ Stunde 10 Tropfen Dilution oder 10 Globuli
Nachbehandlung:	2 × täglich 10 Tropfen Dilution oder 10 Globuli

Tabacum

Nicotianum tabacum, Tabak

Vagusreizung mit Kolik und Kreislaufschwäche und kaltem Schweiß ist für dieses Mittel charakteristisch.

Symptome beim Pferd

Art der Störung

- Bauch trommeldick oder stark eingezogen!
- Starker Speichelfluss, Kollern und Rumpeln im Bauch.
- Hals und Kopf verkrampft, starr.
- Stark gefüllte Kolonlagen.
- Häufiger Kotdrang.
- Zittert und taumelt nach dem Aufstehen.
- Ataktische Bewegung.
- Rektale Untersuchung: Luftrohr.

Kot

- Durchfälle, stark strukturierte Kotteile.
- Wassergüsse, schießen aus dem After.
- Hintergliedmaßen kotverschmiert.

Typisch

- Augen verdrehen.
- Hörbares Kollern und Rumpeln im Bauch.
- Schleimhäute sehr blass, kalt, wie abgestorben.
- Das ganze Pferd klebt von Schweiß.
- Mehr kalter Schweiß.
- Kann keine Decke vertragen.

Causa

- Transport.
- Überanstrengung (Military, ungewohnte Wanderritte).
- Flugzeug- und Schiffspassagen.

Modalitäten

Verschlimmerung	Besserung
• durch Angst, Transport (Fahrkrankheit) • frühmorgens • Lärm, grelles Licht • Druck (Nachsatteln!) • Wärme (Stall, Halle, Transportwagen) • enge Räume!	• Koppelgang • frische Luft • kaltes Abduschen • Kot- und Urinabgang • Schweiße

Dosierung

Mittel	Dosierung
Tabacum D6	10 Tropfen Dilution oder 10 Globuli; alle 30 Minuten bis zur Besserung
Tabacum D30	10 Tropfen Dilution oder 10 Globuli; 2× im Abstand von einer Stunde

Cuprum aceticum

Kupferazetat

Man bezeichnet das Mittel auch als „metallisches Belladonna“.

Cuprum aceticum ist ein Mittel für heftige, hartnäckige Spasmen und Koliken, die anfallsartig auftreten. Kolik in Zusammenhang mit Magenüberladung, Schreck und Erschöpfung, aber auch nach Medikamenten und Unterdrückung von Hautausschlägen. Aufregung und Berührung verschlimmern. Die Reaktion ist nicht so heftig wie bei Belladonna (► S. 65).

Symptome beim Pferd

Art der Störung

- Zusammengezogene Bauchdecken mit anfallsartigen Krämpfen.
- Todesangst.
- Plötzliches Zusammenstürzen mit komatösen Zuständen, mit heftigen Krämpfen.
- Schaum vor der Mundhöhle.
- Magen erweitert, Überladung.
- Erst Zittern der Gliedmaßen mit Crampi, dann Bauchkrämpfe.

Kot

- Verstopfung und Durchfall wechseln.
- Durchfälle grünlich, blutig.

Typisch

- Durst auf große Mengen kaltes Wasser.
- Starke Gelbfärbung der Skleren oder eher zyanotische Schleimhäute.
- Verdrehen der Augen mit ängstlichem Verwirrtsein.

Causa

- Magenüberladung.
- Schreck, Erschöpfung.
- Medikamente (Antibiotika).
- Unterdrückung von Hautausschlägen (Mauke, Schuppenmähne etc.).

Modalitäten

Verschlimmerung	Besserung
• Aufregung und Schreck	• Saufen von kaltem Wasser
• Berührung und starke Hitze (Sommerhitze)	• Druck
• kalter Luftzug	• Schweißausbruch (Hals und Kopf)
• Liegen, nachts	• Harn- und Kotabsatz

Dosierung

Mittel	Dosierung
Cuprum aceticum D6, D30	2–3× täglich im Abstand von ½ Stunde 10 Tropfen Dilution oder 10 Globuli
Nachbehandlung:	2× täglich 10 Tropfen Dilution oder 10 Globuli

Veratrum album

Weiße Nieswurz, Germer

Kolik mit Kreislaufbeteiligung und kaltem Schweiß.

Symptome beim Pferd

Art der Störung

- Festliegen mit scheinbar ständigen unregelmäßigen Koliken.
- Ängstliches Nach-dem-Bauch-Sehen.
- Streckkrämpfe der Gliedmaßen.
- Kaukrämpfe.

Kot

- Durchfälle mit viel Schleim, unwillkürliches, passives Aussickern von Kot aus dem After.
- Verstopfung mit auffallend großen geballten Äpfeln, kann manuell kaum entfernt werden.

Cave

Verletzungsgefahr!

Typisch

- Durst auf große Mengen kaltes Wasser – dadurch neuer Kolikanfall auszulösen!
- Kolik mit Blasenlähmung.
- Fehlender Harnabsatz.
- Schweiße am ganzen Körper.
- Pupillen eher eng.
- Schleimhäute leicht bläulich verfärbt (Zyanose).

Causa

- Futterintoxikation (Schimmelheu, Pellets).
- Ärger, schlechte Behandlung, Tadel.
- Rosse.

Modalitäten

Verschlimmerung	Besserung
• durch Aufregung • beim Stehen und Führen • durch Bewegung in jeder Form • gegen Morgen ab 4^{00} • beim Wälzen auf dem Boden • nach erschöpfenden Lektionen	• bei Wärme, im Freien • beim Liegen, in Ruhe • durch Fressen • in frischer Luft

Dosierung

Mittel	Dosierung
Veratrum album D 6	2–3 × 10 Tropfen Dilution oder 10 Globuli im Abstand von 10 Minuten
Veratrum album D 30	2 × im Abstand von 1 Stunde 10 Tropfen oder 10 Globuli

6.3

Obstipationskoliken

6.3.1 Therapie

Plumbum metallicum

Metallisches Blei

Die Wirkung leitet sich ab von den „Bleikoliken“, wie sie aus dem Vergiftungsbild von Blei bekannt sind.

Merke: Plumbum ist ein Mittel für die mehr protrahiert verlaufende Kolik mit Anschoppung. Die Symptomatik ist nicht so hochakut, aber hartnäckig und therapieresistent. Allopathische Spasmolytika wirken bei dieser Kolikform meist nicht oder nur sehr unbefriedigend.

Auch die Wirkung von Plumbum tritt nicht innerhalb von kurzer Zeit ein, aber das Mittel wirkt sehr nachhaltig und kann, wenn es angezeigt ist, auch noch scheinbar aussichtslose Fälle retten.

Merke: Man darf es *nicht zu häufig* verabreichen.

Symptome beim Pferd

Art der Störung

- Pferd liegt auf dem Bauch, Kopf aufgestützt.
- Bauchdecken angezogen, harter (akuter) Bauch.
- Stöhnen, Festliegen.
- Rektale Untersuchung durch leichtes Überwinden des Aftermuskels gut möglich.
- Starke Kotanschoppung in der Ampulle.
- Kolon gespannt, keine Peristaltik, keine Gasansammlung.

- Untersuchung der Darmabschnitte scheinbar sehr schmerzhaft → Abwehrbewegung.
- In schmerzfreien Phasen steht das Tier auf, will sich jedoch nicht führen lassen.
- Harnabgang in kleinen Portionen möglich.

Kot

- Kleine, schleimüberzogene Ballen, bröckelig.
- Häufiger erfolgloser Kotdrang.
- Nach Ausräumen der erreichbaren Kotpartikel plötzlich eher dünner Kot!

Typisch

- Einknicken in den Gliedmaßen bei Aufstehversuchen (wie gelähmt).
- Zittern der Gliedmaßen.
- Benommenheit, wie betrunken.
- Alles tritt anfallsweise auf.
- Schleimhäute stark verwaschen.
- Gelbfärbung ausgeprägt.

Causa

- Lebererkrankungen.
- Muskelerkrankungen (Lumbago).
- Intoxikationen (Futter, Antiparasitika).

Modalitäten

Verschlimmerung	Besserung
• jede Bewegung • jede Berührung • Fressen • Kotabgang • nachts • Kälte	• in Ruhe • fester Druck, Drücken • Reiben • Zusammenkrümmen • Strecken der Gliedmaßen • Wärme

Dosierung

Mittel	Dosierung
Plumbum metallicum D8	2–3 × täglich 10 Tropfen Dilution oder 10 Globuli

Nux vomica

Strychnos nux vomica, Brechnuss

Das Mittel wurde schon bei der akuten Krampfkolik (► S. 60) ausführlich beschrieben, es nimmt auch bei der Obstipationskolik eine bedeutende Stellung ein, wenn die für Nux vomica charakteristischen Symptome: Folgen von Futter, Futterumstellung, Fütterungsfehler, Folgen von Stress die zu Spasmen mit Blähungen und Kotdrang führen.

Symptome beim Pferd

Art der Störung

- 1–2 Stunden nach Futteraufnahme starke Blähungen mit plötzlichen Schmerzen.
- Tiere lassen sich fallen, strecken die Beine krampfartig aus.
- Abgang von Flatulenzen.
- Starker Drang mit Vorwölbung des Anus.
- Stöhnen

Merke: Ohne Kotdrang nicht Nux vomica.

> **Cave**
>
> **Krämpfe der Gliedmaßen mit Zuckungen möglich!**

Kot

- Abgang von geringen Mengen trockener, fester, auch vor Trockenheit auseinanderbröckelnder Kotäpfel.
- Auch harte, kleine Ballen.
- Kotabgang mit Stöhnen (Schmerzen) verbunden.

Typisch

- Wird nicht fertig mit dem Kotabsatz.
- Unregelmäßige Peristaltik.
- Starke Darmgeräusche mit Rumpeln wechseln mit Grabesstille.
- Nervöse, zappelige Tiere.
- Bauchdecke gespannt, Sattelzwang, Palpationsschmerz.
- Verspannung und Verkrampfung des Rückens.
- Tetanische Krämpfe oder Steifheit der Gliedmaßen möglich.
- Rektale Untersuchung sehr schwierig: Krampf des Anus.
- Vor Ausbruch der Kolik freundlich, zugänglich, topfit.
- Leberwerte verändert (Bilirubin, GOT).

Causa

- Verdorbenes Futter.
- Aufnahme großer Mengen Gerste usw.
- Große Futtermengen (einseitig).
- Nasses Grünfutter auf der Koppel.
- Tadel, Ärger.
- Unbekannte Artgenossen.
- Unbekanntes Personal.

Modalitäten

Verschlimmerung	Besserung
• Kälte, Nässe • Durchnässung auf der Koppel • trockenes schönes Wetter • lange Ruhepausen • Berührung, Bewegung • Untersuchung, Geräusche (Instrumentengeklapper etc.) • nach dem Fressen • nach anstrengenden Lektionen • nach Tadel • kein Morgenarbeiter	• im warmen Stall, • in frischer Luft • bei mäßigen Temperaturen • Ruhe, kurze Ruhephasen • Überstrecken der Gliedmaßen • gegen Abend • kontinuierliches, ruhiges Arbeiten

Dosierung

Mittel	Dosierung
Nux vomica D6	2–3 × täglich 10 Tropfen Dilution oder 10 Globuli

Opium

Papaver somniferum, Schlafmohn

Opium in homöopathischer Potenzierung ist eine ganz wichtige Arznei. Sie ist am Pferd nicht einfach zu erkennen. Die Biphasigkeit homöopathischer Arzneien lässt Symptome, die dem Arzneimittel Opium entsprechen, oft gegensätzlich erscheinen.

Am häufigsten beobachten wir beim Pferd bei der Obstipationskolik die Darmträgheit und harten Kot zusammen mit abgestumpftem Allgemeinbefinden. Auf laute Geräusche oder plötzliche Berührung, auch Licht können die Tiere sehr schreckhaft reagieren. Daneben sind aber auch wellenförmige Schmerzen zu beobachten.

Merke: Besonders wichtig für die Arzneimittelwahl sind die unter *Causa* genannten Ursachen dieser Kolik.

Symptome beim Pferd

Art der Störung

- Das Pferd steht zitternd in einer dunklen Ecke.
- Der Bauch ist aufgetrieben, tympanisch bretthart, die Schmerzen scheinen in Wellen von vorn nach hinten zu verlaufen, mit Zucken der Bauchmuskulatur.
- Die rektale Untersuchung ist eher leicht, der Widerstand des Schließmuskels fehlt.
- Die Schleimhäute des Darms sind sehr trocken.
- Große Kotmengen in den Ampullen und im Darm.
- Harn wird nicht abgesetzt, bei älteren Stuten Harntröpfeln möglich.

Kot

- Trockene, harte, dunkle, kleine, geformte „Äpfel“ mit viel Gas.
- Keine Darmbewegungen spürbar und die Untersuchung scheint völlig schmerzfrei.

- Tastbare Darmabschnitte gasgefüllt.
- Fehlender Drang auf den Kot.

Typisch

- Das Pferd ist völlig reaktionslos oder aber ängstlich und sehr schreckhaft, besonders bei lauten Geräuschen, plötzlichem Berühren und hellem Licht.
- Die sichtbaren Schleimhäute sind fast dunkelrot (venöse Stase), aber sehr trocken.
- Puls langsam und voll, die Atmung ist verlangsamt, stöhnend.
- Die Tiere mögen sich nicht führen lassen, zeigen ataktische Bewegungen, Stolpern.

Causa

- Schreck (Unfall, Verletzung).
- Verladen, Turnierstress.
- Folgen von frischen Holzanstrichen etc.
- Folge nach Operationen mit Narkose, Zahnextraktion.

Modalitäten

Verschlimmerung	Besserung
• in der Wärme verschlimmert sich alles • Schlaf und Niederlegen	• ruhiges Zureden • sanftes Berühren • leichte Bauchmassage • Kälte, kaltes Abspritzen

Dosierung

Mittel	Dosierung
Opium D6	2–3 × täglich 10 Tropfen Dilution oder 10 Globuli
Opium D30	1–2 × täglich 10 Tropfen Dilution oder Globuli meist sind nur Einzelgaben angezeigt oder notwendig

6.4

Rezidivierende Koliken

Wenn ein Pferd immer wieder eine Kolik hat oder zu Kolik neigt, so muss eine umfassende klinische Untersuchung mit Laboruntersuchung Aufschluss darüber geben, welche Veränderungen im Darm vorliegen (könnten) oder ob andere Krankheitsherde oder Imbalancen als Ursache in Frage kommen oder zusätzlich den Organismus belasten.

Die Beachtung der genauen Lokalsymptomatik und der Causa allein genügt nicht, um das Pferd zu heilen. Man muss das Tier in seiner Gesamtheit, seinen gesamten klinischen Befunde, seinem Verhalten, seinem Körperbau, seiner Reaktionsweise oder sonstigen auffallenden Symptomen genau beobachten und erfassen. Die Wertung und damit Hierarchisierung der Symptome führt zu dem eigentlich Krankhaften des Tieres.

Die Behandlung der rezidivierenden Kolik gehört daher in die Hand eines erfahrenen homöopathischen Tierarztes.

Merke: Sehr oft sind es sogenannte *Polychreste*, d. h. Arzneien mit sehr vielfältiger Symptomatik, sehr breitem Symptomenbild und tief greifender Wirkung, die hier angezeigt sind.

Es kann in diesem Zusammenhang nur auf einige, wichtige Arzneien eingegangen werden.

6.4.1 Therapie

Natrium chloratum – Natrium muriaticum

Kochsalz

Es ist immer wieder erstaunlich, welche Wirkung das einfache Kochsalz, das es überall in der Umgebung der Tiere gibt, das sie mit der Nahrung aufnehmen, in homöopathischer Potenzierung haben kann. Nur derjenige, der die Wirkung dieser homöopathischen Arznei an einem Tier erlebt hat, weiß, welch tief greifende Veränderung eintritt, wenn es angezeigt ist.

Symptome beim Pferd

Allgemeinsymptome

- Tiere fressen auffallend viel und werden dabei eher mager.
- Salzlecksteine werden in kürzester Zeit aufgebraucht, aufgeleckt; großer Durst.
- **Periodisches** Auftreten der Beschwerden.

Lokale Symptomatik

- Trockenheit des gesamten Dickdarmes mit Verstopfung.
- After wird krampfhaft zusammengeschnürt.
- Rektale Untersuchung sehr schwierig.
- Schmerzen, die durch enge Gurte oder Satteln gebessert werden.
- Nach Abgang von Kot oder Ausräumen fühlen die Tiere sich sichtbar wohler.

Verhalten

- Natrium muriaticum-Tiere binden sich nur an wenige Personen oder kommen nur mit wenigen Tieren im selben Stall gut aus.
- Diese Bindungen sind jedoch so eng, dass der Verlust einer Bezugsperson oder des geliebten Pferdes oder Tieres ein Pferd in eine schwere Krise bringen kann, die sich dann durchaus in rezidivierender Kolik äußert.
- Folge von Überforderung führt zunächst zu Schwäche, Nachlassen des Leistungsvermögens, dann können organische Beschwerden, z. B. rezidivierende Koliken auftreten.

Causa

- Folge von Überforderung.
- Folge von Enttäuschung, besonders von Besitzerwechsel, wenn ein geliebtes Pferd oder anderes Tier gestorben ist oder verkauft wurde.

Modalitäten

Verschlimmerung	Besserung
• durch Kälte • Hitze, Sommerhitze • Aufenthalt in Meeresnähe • Frühjahr- und Herbstkoliken	• bei Bewegung in frischer Luft • gegen Abend

Dosierung

Mittel	Dosierung
Natrium chloratum D 30	1–2 × pro Woche 10 Tropfen Dilution oder 10 Globuli
Natrium chloratum D 200	Einzelgabe, evtl. nach 3–4 Wochen wiederholen

Colchicum autumnale

Herbstzeitlose

Colchicum ist eine Arznei, die in diesem Zusammenhang ein eng begrenztes, mehr **organotrop** ausgerichtetes Wirkungsbild hat. Colchicum hat sich bewährt bei der nachfolgend beschriebenen, eng begrenzten Indikation.

Symptome beim Pferd

Lokalsymptomatik

- Abdomen aufgetrieben mit starken Blähungen und Koliken.
- Das Pferd liegt bewegungslos zusammengekrümmt auf der Koppel.
- Durchfälle schleimig, wässrig, auch blutig.
- Starker Kotdrang.
- Schweißbildung auf Brustkorb und Bauch.
- **Periodisch im Herbst** auf der Koppel auftretend.

Causa

- Aufnahme von nassem, kaltem Gras.
- Durchnässung nach Nieselregen, aber auch Nebel.

Modalitäten

Verschlimmerung	Besserung
• Nässe, Kälte, Herbst • Beschwerden beginnen abends, dauern bis früh morgens • Bewegung, Berührung • Lärm • nachts	• Wärme • Ruhe • tagsüber

Dosierung

Mittel	Dosierung
Colchicum D6 (akut)	bei akuten Schmerzen 10 Tropfen Dilution oder 10 Globuli im Abstand von ½–1 Stunde, bis Besserung einsetzt
Colchicum D6 (subakut)	2× täglich 10 Tropfen Dilution oder 10 Globuli

Sulfur

Sublimierter Schwefel

Der Sulfur gehört zu den Mitteln mit den meisten Symptomen bei den Arzneimittelprüfungen am gesunden Menschen. Auch beim Pferd kennen wir inzwischen ein sehr breites und vielschichtiges Symptomenbild.

Es sollen nachfolgend einige Charakteristika aufgezeigt werden, die für den Krankheitskomplex der rezidivierenden Kolik von Bedeutung sind und häufiger beobachtet werden können. Im Einzelfall kann jedoch auch eine davon abweichende Symptomatik einmal zu der Arznei Sulfur führen.

Symptome beim Pferd

Lokalsymptomatik

- Kolik nach Trinken.
- Harter, kleinknolliger Kot.
- Häufiger Drang bei Absatz kleiner Mengen.
- Rötung der analen Region mit starkem Juckreiz.
- Schweifrübe haarlos gescheuert (keine Parasiten)!
- Morgens Durchfälle nach der ersten Bewegung.
- Anus stülpt sich vor.
- Trommelbauch mit vielen übelriechenden Flatulenzen, stinkt nach Schwefelwasserstoff.
- Das ganze Pferd riecht nach Kot.
- Obstipation und Diarrhö im Wechsel.
- Die Phase der Obstipation geht mit Koliken einher.
- Koliken treten gegen Mittag auf; mit starken Schweißen; Freizeitpferde!

Verhalten

- Ein Pferd, das dem Sulfur-Bild entspricht, ist selbstbewusst und erscheint auf den ersten Blick kräftig und sehr robust.
- Es ist sehr gern im Freien, geht durch alle Pfützen und jeden Dreck.
- Es wälzt sich auch im nassen Schlamm.
- Es scheint ihm nichts auszumachen, verklebt oder verdreckt zu sein.
- In einzelnen Teilbereichen zeigen diese Tiere jedoch manchmal geradezu penible Reinlichkeit: dies kann sich z. B. beziehen auf Tränke und Trog.
- Auch in ihrem Wesen sind diese Pferde eher robust:
  Schimpfen, Bestrafen, Korrigieren beeindruckt sie nur wenig.
- Sie reagieren keineswegs sensibel oder empfindlich.

- Sie können allerdings sehr ungeduldig werden, zeitweise auch missmutig, vor allem, wenn etwas nicht nach ihrem Kopf geht.
- Sie sind nicht einfach zu erziehen, haben ihren eigenen Kopf, sie wissen genau, wem sie gehorchen müssen und wen man schnell abwerfen kann oder bei wem man buckeln oder sonstige Unarten austoben kann.
- Ihr Fell ist oft stumpf und vor allem fettig, sie haben leicht Schuppen. Sie sehen immer ungepflegt aus. Sie riechen deutlich nach Pferd.
- Auch alle Ausscheidungen (Kot, Nasensekret, Ausfluss aus der Scheide, Urin) sind geruchsintensiv.

Causa

- Rezidivierende Kolik bei ständiger Überforderung.
- Nach großflächiger Hautbehandlung, z. B. bei Schuppen, Pilzbefall, Insektenabwehr.

Modalitäten

Verschlimmerung	Besserung
• Ruhe • Nässe • Kälte	• Bewegung • trockenes Wetter • Wärme

Dosierung

Mittel	Dosierung
Sulfur D 30	1–2 × pro Woche 10 Tropfen Dilution oder 10 Globuli
Sulfur D 200	1-malige Gabe 10 Tropfen Dilution oder 10 Globuli Wiederholung nach 3–4 Wochen, bei Bedarf

Es ist sehr häufig eine deutliche Ausscheidungsphase als Reaktion auf die Arznei zu beobachten: Alte Entzündungsherde in der Haut sondern eitriges Sekret oder Flüssigkeit für einige Tage ab. Alte Ekzeme brechen für einige Tage auf. Ein alter Nasenausfluss, eine alter Scheidenausfluss sind für einige Tage wieder da. Es ist wichtig, diese Reaktionen des Körpers nicht zu unterdrücken und hier nicht in Panik zu geraten. Werden diese ersten Anzeichen der Heilungsvorgänge unterdrückt, so ist auch mit einer erneuten Sulfurgabe eine Reaktivierung oft nicht mehr möglich.

Diese **Erstreaktionen** müssen natürlich unterschieden werden von ernsthaften **neuen** Erkrankungen, die sich **zufällig** zum gleichen Zeitpunkt entwickeln. Bei der echten Erstreaktion klingen die Erscheinungen in der Regel nach wenigen Tagen ohne weitere Maßnahmen wieder ab. Das Allgemeinbefinden der Tiere ist nicht ernsthaft gestört. Die Symptome sind immer sehr ähnlich denen, die das Pferd schon einmal hatte.

Lycopodium

Lycopodium clavatum, Bärlapp

Lycopodium ist eine sehr wichtige Arznei für die rezidivierende Kolik.

Verdauungsprobleme in Zusammenhang mit Leber- und/oder Nierenstörungen gehören ganz wesentlich zum Arzneimittelbild von Lycopodium. Beides beobachten wir beim Pferd gar nicht so selten, auch wenn die diagnostische Abklärung oft nur über das Labor möglich ist.

Merke: Wichtig ist in diesem Zusammenhang, dass auch *Grenzwerte im oberen Normbereich* durchaus ein Zeichen für eine Störung sein können. Man weiß, dass z. B. die Leberwerte erst ansteigen, wenn bis zu 70 % des Lebergewebes keine Funktion mehr ausüben. Werte im oberen Normbereich bedürfen daher zumindest der Beachtung und weiteren Kontrolle.

Symptome beim Pferd

Allgemeinsymptome

- Eher etwas abgemagert, bei dickem schlaffem Bauch.
- Sattelgurt wird nur ungern geduldet, nachgurten!
- Sehr empfindlich gegen Kälte und Nässe.
- Trinkt große Mengen Wasser, frisst gern Brot und Zucker.
- Pferd frisst etwas und scheint satt, nach kurzer Zeit erneut einige Bissen Heu – satt.
- Frisst langsam die gesamte Stroheinstreu auf.

Lokalsymptomatik

- Blähbauch mit Poltern und Knurren, vor allem im Kolonbereich.
- Verstopfung mit Tenesmen auf den Anus.
- Der Anus wird eher nach innen gezogen (Antiperistaltik).
- Stark faulige Flatulenzen, auch süßlich riechend.

Spezielle Symptome: Leber, Niere

- Leberwerte häufig positiv: Leberschwäche.
- Harn stark ammoniakalisch riechend.

Verhalten

Für Lycopodium ist beim Pferd auch die **Verhaltenssymptomatik** oft charakteristisch und ausschlaggebend für die Arzneimittelwahl:

- Es handelt sich immer um sehr eigenwillige Pferde mit ausgeprägtem Charakter, sehr oft werden sie als launisch bezeichnet.
- Sie können sehr gute Leistungen zeigen, dann aber auch wieder scheinbar versagen. Die Besitzer sagen oft: „Es kommt ganz darauf an, wie mein Pferd an einem Tag gerade drauf ist und dass es sich nicht geärgert hat."

Dies ist schon ein erster Hinweis, dass Pferde, die Lycopodium brauchen, gar nicht so selten eigenwillige, scheinbar „menschliche" Verhaltensweisen annehmen:

- Sie haben eine Vorliebe für bestimmte Leckereien.
- Sie können sehr ausdrucksstark „beleidigt" sein, wenn man sie tadelt oder bestraft.

- Wenn sie jemanden nicht mögen – ganz gleich ob Mensch oder Tier – und sich ihm überlegen fühlen, so lassen sie dies bei jeder Gelegenheit spüren, indem sie dann scheinbar unberechenbar schlagen, beißen oder stoßen.
- Sie können sich richtig ärgern, vor allem über Kleinigkeiten, wenn das Wasser nicht die richtige Temperatur hat, wenn das Putzen an ungewohnter Seite begonnen wird, überhaupt wenn Vorgänge nicht ihren normalen Lauf nehmen (Fütterungszeiten, Training, Ausritt, Striegeln, Ausmisten, Satteln usw.).
- Sie können sehr nachtragend sein: Wer sich ihnen gegenüber einmal falsch benommen hat, sie zum unrechten Zeitpunkt bestrafte, dem werden sie sich für lange Zeit widersetzen, auf jede nur mögliche Art und Weise.
- Sie reagieren auf Stress, Leistungsdruck und Hektik oft reizbar und aggressiv oder eben auch – vor allem, wenn dies länger einwirkt – mit rezidivierender Kolik oder anderen hartnäckigen Verdauungsstörungen.
- Alle Erkrankungen verlaufen hartnäckig und oft rezidivierend oder heilen schlecht aus.

Causa

- Folge von Tadel, Stress, Überforderung, Ärger.
- Folge von Leber- oder Nierenstörung.

Modalitäten

Verschlimmerung	Besserung
• später Nachmittag (16^{00}–18^{00}) • Rosse • Ruhe	• nachts • bei Bewegung

Dosierung

Mittel	Dosierung
Lycopodium D 30	2 × pro Woche 10 Tropfen Dilution oder 10 Globuli
Lycopodium D 200	10 Tropfen Dilution oder 10 Globuli Wiederholung bei Bedarf nach 3–4 Wochen

7 Obstipation

7.1

Ätiologie

Die Obstipation (Verstopfung) kommt beim Pferd gar nicht so selten vor. Die Ursachen liegen oft in der Fütterung oder in der Art und Weise, wie Futter zusammengesetzt ist, wie es aufgenommen und verdaut wird.

Daneben können natürlich auch Veränderungen am Darm selbst zur Darmträgheit und damit Obstipationsneigung führen. Nach Kolikoperationen kommt es infolge von Verklebungen mitunter zur Beeinträchtigung der Darmpassage. Diese ist meist nicht nur anatomisch, sondern vor allem auch funktionell.

7.2

Therapiehinweise

Mit der passenden homöopathischen Arznei kann man hier sehr oft noch zu erstaunlichen Erfolgen kommen, wo konventionelle Mittel keine Hilfe bringen können.

Sicher sind bei absoluter Enge und Einschränkung eines Darmes auch mit homöopathischen Arzneien keine Wunder zu vollbringen. Eine entsprechende Fütterung ist zusätzlich immer angezeigt. Aber immerhin kann man in vielen Grenzfällen den Tieren wirklich wieder zur beschwerdefreien oder beschwerdearmen Verdauung verhelfen.

Die konventionellen Mittel zur Anregung der Darmmotorik (z.B. Glaubersalz) haben den Nachteil, dass sie ihrerseits zu Krämpfen führen.

Zusatzstoffe, die den Kot besser gleiten lassen oder zur Aufweichung des Kotes führen wie Leinsamen, sind eine gute und oftmals notwendige unterstützende Maßnahme. Sie beseitigen jedoch nicht die funktionellen Störungen des Darmes oder der Darmmotorik.

Mit den homöopathischen Arzneien behandelt man nicht nur die Symptome und die Obstipation selbst, sondern kann zugleich die individuelle Störung als solche oft heilen oder günstig beeinflussen, sodass die gefürchteten Rezidive ausbleiben. Selbstverständlich muss auch bei dieser Erkankung eine gründliche klinische Untersuchung zu einer Diagnose führen, um nicht einen Ileus (Darmverschluss) oder eine Invagination (Darmeinstülpung) o.ä. zu übersehen.

Nachfolgend einige Arzneien, denen wir im Kapitel „Magen-Darm-Erkrankungen" schon mehrfach begegnet sind. Sie werden an dieser Stelle nur in ihrer für diesen Krankheitskomplex bedeutsamen Symptomatik dargestellt.

7.2.1 Arzneimittel

Nux vomica

Stychnos nux vomica, Brechnuss

Symptome beim Pferd

Art der Störung

- Verstopfung mit Festliegen.
- Bauchdecken gespannt, trommeldick.
- Meteorismus mit Abgang großer Gasmengen.
- Bewegen sich nicht → Bewegungsmangel → Obstipation.

Kot

- Kleine, dunkle, feste Ballen, stark eingetrocknet, hart wie Stein.
- Gelegentlich mit Schleim überzogen.
- Beim Ausräumen ständiger starker Drang auf den Darm.
- Der Afterschließmuskel ist schwer zu überwinden.

Cave

Verletzungsgefahr des Darmes!

Typisch

- Kleine Mengen Kot werden abgesetzt, es folgt ein noch stärkerer Drang und Druck auf das Rektum.
- Verspannungen der Rückenmuskulatur begleiten die Obstipation.
- Umgekehrte Darmtätigkeit lässt die Kotballen immer wieder ins Rektum zurückschlüpfen.
- Die Pferde scheinen ärgerlich zu sein (aufgeregtes Schleudern des Kopfes in Richtung Bauch).

Causa

- Satteln 1–2 Stunden nach Futteraufnahme (Druck).
- Schmerzen im Rückenbereich (Kissing spines).
- Fütterungsfehler (► **S. 47** Diarrhö).
- Nach häufiger Glaubersalzgabe.
- Lahmheiten nach frischem Hufbeschlag.

Modalitäten

Verschlimmerung	Besserung
• trockenes, schönes Wetter	• Stallwärme
• Kälte	• kurze Ruhephasen
• nach Futter- und Tränkeaufnahme	• ruhiger Umgang mit gut Zureden
• Schreck, Hektik, Stress	• kontinuierliches Bewegen
• Aufregung auf dem Abreiteplatz	• Longieren im Schritt

Dosierung

Mittel	Dosierung
Nux vomica D6	2–3 × täglich 10 Tropfen Dilution oder 10 Globuli; auch einige Tage nach Kotabgang weitergeben, um eine Regeneration des strapazierten Darmes zu unterstützen
Nux vomica D30	2 × im Abstand von 12 Stunden 10 Tropfen Dilution oder 10 Globuli

Opium

Papaver somniferum, Schlafmohn

Symptome beim Pferd

Art der Störung

- Reaktionsloser Zustand.
- Die Pferde stehen oder liegen mit aufgetriebenem Leib im Stall.
- Im Stehen Hängebauch.
- Fressen wird verweigert, dafür großer Durst.

Kot

- Kleine, harte, dunkle Kugeln, die sich noch verformen lassen.
- Viele Gase beim Ausräumen, aber widerstandsloses Entleeren möglich – kein Druck.
- Fehlende Darmbewegung.

Typisch

- Alle äußeren Reize wie Licht, Geräusche, Berührung führen zu schreckhaften Reaktionen.
- Zwangsmaßnahmen bedingen paradoxe Reaktionen (Steigen, Durchgehen).
- Die Tiere lassen andererseits wie narkotisiert alles über sich ergehen (z. B. Nasenschlundsonde, Klysma [Einlauf] etc.).

Causa

- Schreck, Ortswechsel, Verladen, Umstallen.
- Hufbeschlag mit Sedierungspulver.
- Ruhigstellen zur Zahnbehandlung etc.

Modalitäten

Verschlimmerung	Besserung
• in warmen Ställen (alle Symptome) • Eindecken und Niederlegen	• stetes leichtes Massieren der Bauchdecken • Beruhigen • eiskaltes Wasser

Dosierung

Mittel	Dosierung
Opium D6	2–3 × täglich 10 Tropfen Dilution oder 10 Globuli
Opium D30	1–2 × täglich 10 Tropfen Dilution oder 10 Globuli

Graphites

Reißblei

Graphites ist ebenfalls eine sehr wichtige Arznei für Darmträgheit und Obstipation. Es ist **organotrop** einzusetzen entsprechend der nachfolgend beschriebenen Lokalsymptomatik. Oft wird es jedoch auch bei Tieren eingesetzt, die insgesamt dem Arzneimittelbild von Graphites entsprechen. Hier ist eine bessere und nachhaltigere Wirkung zu erwarten, besonders wenn Obstipationsneigung vorliegt.

Merke: Die Tiere gelten als eher dick, ruhig und faul, gefräßig, fröstelnd, manchmal missmutig und verstopft.

Symptome beim Pferd

Art der Störung

- Akute und rezidivierende Verstopfung.
- Aufgetriebener Bauch, 1 Stunde nach Futteraufnahme.
- Fehlender Kotabgang seit 3–4 Tagen,
- Kein Kotdrang, aber häufiger, reichlicher Blähungsabgang.

Kot

- Ballen schlecht geformt oder kleine Knolle mit Schleimfetzen.
- Im Kot weißer Schleim.
- Ballen brechen leicht auseinander.
- Übler, etwas ranziger Geruch der Winde und des Kotes.

Typisch

- Die Pferde sind ausgesprochen verfressen, futterneidisch und auffällig dick, auch die Faulheit ist sprichwörtlich.
- Die Haut dieser Patienten weist viele Veränderungen auf: Ekzeme, Schuppenbildung, Strahlfäule, mattes, an einigen Stellen fettiges Fell.
- Das Rektum ist erweitert, am Schließmuskel sind tiefe Einrisse sichtbar.
- Die Beine sind jeden Morgen angelaufen!

Causa

- Unstillbare Fresslust.
- Frisst über Nacht die Stroheinstreu.
- Nimmt sogar große Mengen Sägespäne und Holz auf.
- Stuten: hormonelle Störungen.
- Erkältungen bei erstem Frost.

Modalitäten

Verschlimmerung	Besserung
• Kälte und Nässe • körperliche Anstrengung • in der Rosse und einige Tage später wird alles noch schlechter	• Kotabgang • leichte Bewegung (Longe, Laufmaschine)

Dosierung

Mittel	Dosierung
Graphites D6	1–2 × täglich 10 Tropfen Dilution über längere Zeit
Graphites D12	1–2 × täglich 10 Tropfen Dilution oder 10 Globuli
Graphites D30	1–2 × pro Woche 10 Globuli

Erfolgskontrolle

Graphites ist eine eher langsam, aber nachhaltig wirkende Arznei.

Carbo vegetabilis

Holzkohle

Die Holzkohle ist ebenfalls eine wichtige Arznei, deren regulative Wirkung oft unterschätzt wird. Die Darmerkrankung, die Carbo vegetabilis verlangt, kann akut auftreten, hat sich aber oft über mehrere Tage hinweg entwickelt.

Merke: Laute, rumpelnde Darmgeräusche sind sehr oft typisch für Carbo vegetabilis.

Symptome beim Pferd

Art der Störung

- Akute Verstopfung durch Erschlaffung des Darmes.
- Starke Auftreibung des Bauches, die zur Kurzatmigkeit führt.
- Futteraufnahme abnehmend vor allem bei Absatzfohlen und jungen Pferden.

Kot

- Schleimiger, heller Kot, keine geformten Kotballen.
- Kot trocken, schleimüberzogen, dünne Kotanteile– trockener Kot abwechselnd.
- Kein Drang auf den Darm, rektales Ausräumen ohne Probleme, jedoch leichtes Bluten der Endabschnitte des Darmes.
- Im Liegen unwillkürlicher Abgang von Schleim und großen Gasmengen.

Typisch

- Kälte des gesamten Körpers einschließlich der Atemluft.
- Venen der Gliedmaßen gestaut.
- Ödembildung an den Gliedmaßenenden.

- Bauchdecken sehr berührungsempfindlich, das Pferd duldet keine Massagen und kein Eindecken.
- Die rumpelnden, gurgelnden Darmgeräusche sind schon auf der Stallgasse hörbar.
- Mit dem Phonendoskop Plätschern im Dünndarmbereich hörbar.

Causa

- Kreislaufprobleme älterer Pferd im Sommer.
- Folge einer Durchkühlung mit Erkältung.
- Plötzliche Milchunverträglichkeit bei Absatzfohlen.
- Hengstfohlen: fehlender Mekoniumabgang.

Modalitäten

Verschlimmerung	Besserung
• mit Beginn der Dunkelheit (alle Beschwerden) • Wärme, warme Ställe • Wärmezufuhr von außen verschlechtert die Verdauungsprobleme zusehends	• frische Luft, Ventilator • Koppelgang • kommt der Abgang von großen Gasmengen in Gang, geht es den Tieren besser

Dosierung

Mittel	Dosierung
Carbo vegetabilis D6, D8	2–3 × täglich 10 Tropfen Dilution (für Fohlen nur 8–10 Tropfen Dilution)
Carbo vegetabilis D10	Globuli gibt es erst ab dieser Potenz
Carbo vegetabilis D12	2 × täglich 10 Globuli
Carbo vegetabilis D30	1–2 × täglich 10 Tropfen Dilution oder 10 Globuli für 1–2 Tage

Alumina

Aluminiumoxid, Tonerde

Die Obstipation, für die wir Alumina brauchen, gehört zu den hartnäckigsten Fällen mit sehr starker Eintrocknung des Kotes. Das Mittel passt besonders gut für **ältere Pferde**.

Merke: Das Mittel ist nicht zu verwechseln mit *Aloe* = einer Pflanze, und Alumen = *Aluminium-Kalium-Sulfat* = Alaun, mit zwar ähnlicher Wirkung, aber eigenem Arzneimittelbild.

Symptome beim Pferd

Art der Störung

- Rezidivierende, auch chronische Verstopfung, vorwiegend der älteren Pferde.
- Fehlender Drang, Kot abzusetzen.
- Entzündung um den Anus herum mit starkem Juckreiz.

Kot

- Kotballen hart, trocken mit wenig Schleim überzogen und nur kleine Mengen.
- Es ist aber auch weicher, wenig geformter Kot möglich, der, in Ermangelung der Darmperistaltik und der Bauchpresse, zur Verstopfung führt.

Typisch

- Die Pferde fressen gerne Sand, lecken an gekalkten Wänden und auch an Bäumen; der Leckstein wird in kürzester Zeit aufgebraucht.
- Zur Magen-Darm-Symptomatik kommen trockene, schuppige Hauterkrankungen (Mähne, Kruppe, Schweif) sowie auffallend trockene Schleimhäute hinzu.
- Nach dem Stuhl leichte Blutungen am After.

Causa

- Nach schwerwiegender Erkrankung (Leber, Niere, Lunge), auch nach Schwergeburten mit Erkrankung der Milchdrüse treten die Darmstörungen auf.
- Anämie und starker Wurmbefall bei älteren Tieren lassen Verdauungsstörungen folgen.
- Auffallend die schnelle Abmagerung der Betreffenden.

Modalitäten

Verschlimmerung	Besserung
• immer bei trockenem, schönem Wetter • nach Futteraufnahme • morgens • nach der Rosse	• bei feuchtem Wetter auf der Koppel • bei frischer Luftzufuhr • durch Eindecken und Wärme

Dosierung

Mittel	Dosierung
Alumina D6	2 × täglich 10 Tropfen Dilution
Alumina D12	1–2 × täglich 10 Globuli
Alumina D30	1–2 × pro Woche 10 Tropfen Dilution oder 10 Globuli

Plumbum aceticum

Bleiazetat

Plumbum aceticum, das Bleiazetat oder der Bleizucker, und Plumbum metallicum, das metallische Blei, sind sich in ihrer Symptomatik beim Pferd sehr ähnlich. Es ist oft die persönliche Erfahrung des Therapeuten, die ihn lieber zu Plumbum aceticum oder Plumbum metallicum greifen lässt. Die nachfolgend beschriebenen Symptome treffen so auch für Plumbum metallicum zu. Man sagt dem **Plumbum aceticum** eine etwas **schnellere,** dem **Plumbum metallicum** die **nachhaltigere** Wirkung zu.

Symptome beim Pferd

Art der Störung

- Aufgezogener, harter Bauch mit akuter Verstopfung und fehlender Gasbildung.
- Erfolgloser, gehäufter Kotdrang.
- Zittern der Gliedmaßen, Verspannungen der Rückenmuskulatur.

Kot

- Bröckelige, kleine, schleimüberzogene Ballen mit wenig strukturiertem Futteranteil.
- Nach dem Ausräumen der festen Strukturen plötzlich dünner, breiiger Kotabgang.

Typisch

- Bei dem erfolglosen Druck auf den Kot Harnabgang in kleinen Portionen.
- Schließmuskel leicht zu überwinden, Ampulle stark erweitert, mit großen Kotmengen gefüllt.
- Die Pferde wollen sich nicht bewegen, sind wie benommen und stolpern beim Führen.

Causa

- Erkrankungen der Leber, aber vor allem der Muskulatur.
- Muskelkater!
- Lumbago.
- Vergiftungen durch Futter, Wurmpasten etc.

Modalitäten

Verschlimmerung	Besserung
• Berührung und Bewegung • Kälte, nachts • Abgang von Kot	• Wärme • Ruhe • fester Druck • festes Reiben • gutes Zureden

Dosierung

Mittel	Dosierung
Plumbum aceticum D6	2× täglich 10 Tropfen Dilution oder 10 Globuli
Plumbum metallicum D8	2× täglich 10 Tropfen Dilution (Globuli erst ab D10!)
Plumbum metallicum D30	2–3× wöchentlich 10 Tropfen Dilution oder 10 Globuli

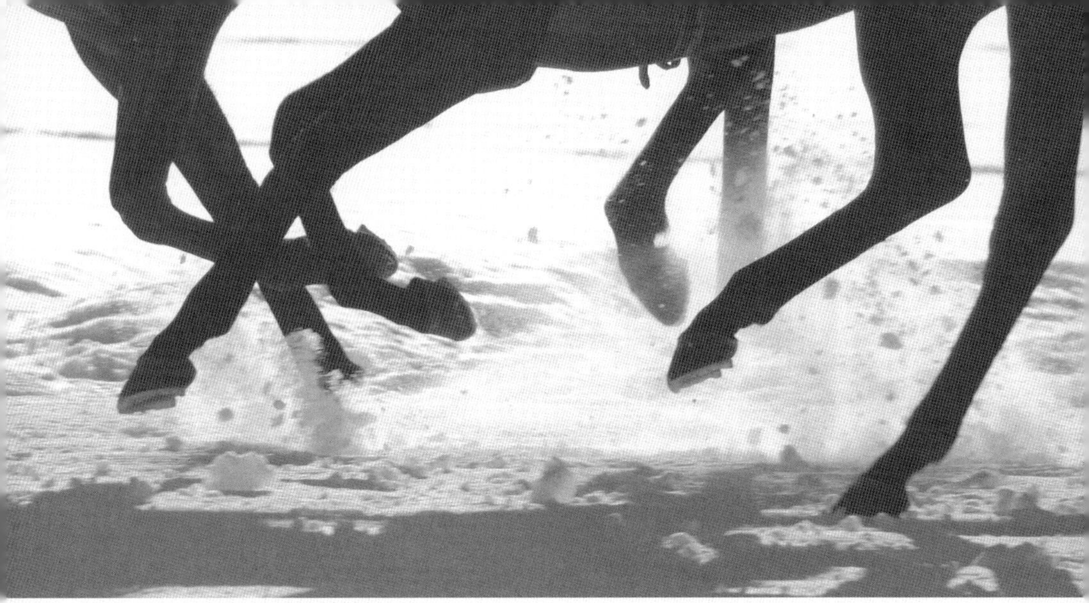

Teil IV
Therapie der Krankheiten des Bewegungsapparates

8 Lahmheiten

8.1 Ätiologie

Das Symptom „Lahmheit“ ist eine sehr wichtige Reaktion des Pferdes auf irgendeinen Zustand des Bewegungsapparates, der zu Schmerzen führt. Das Pferd als Lauftier reagiert auf Schmerzen, indem es uns eine mehr oder weniger deutliche Lahmheit anzeigt.

Selbstverständlich muss eine exakte klinische Diagnose gestellt werden, bevor wir mit irgendeiner Therapie beginnen. Die Vielschichtigkeit der Ursachen einer Lahmheit soll das verdeutlichen. Wir müssen der Ursache der Laufstörung auf den Grund gehen. Verletzung der Knochen, Nerven, Muskeln, Sehnen, Bänder und deren Funktionsgehilfen (z. B. Gelenke) ist eine Möglichkeit der Ursache, ebenso können aber auch degenerative Prozesse (Stoffwechselstörungen etc.) zu Bewegungsstörungen führen.

Chronische Veränderungen und Entzündungen führen zu Zubildungen meist im Bereich der Gelenke, die sich in **Arthrosen** (Spat, Schale etc.) äußern.

Man unterscheidet 3 Formen der Lahmheit:

1. Stützbeinlahmheit
2. Hangbeinlahmheit
3. gemischte Lahmheit

Für die homöopathische Therapie hat es sich bewährt, von klinischen Begriffen wie **Distorsion, Arthritis** oder **Arthrose** auszugehen.

Darüber hinaus muss jedoch die individuelle Symptomatik des jeweiligen Pferdes erfasst werden. Hier finden wir die Symptome, die wir brauchen, um die verschiedenen, in Frage kommenden Mittel gegeneinander differenzieren zu können und das ähnlichste, das Simile, zu finden.

8.2 Symptomatik

8.2.1 Fragenkatalog

Frage	Differenzierungsmöglichkeiten	Patient
Wie ist die Art der Lahmheit und Schmerzen?	• hochgradig	☐
	• geringgradig	☐
Seit wann besteht die Lahmheit?	• plötzlich aufgetreten	☐
	• eher allmählich	☐
	• besteht erst kurze Zeit (Stunden bis ein Tag)	☐
	• besteht schon einige Tage	☐
	• Wochen	☐

Frage	Differenzierungsmöglichkeiten	Patient
Gibt es eine Ursache?	• versprungen	☐
	• ausgerutscht auf glattem Boden	☐
	• beim Aufsteigen auf den Hänger	☐
	• Überlastung beim Training oder Turnier	☐
	• sonstige traumatische Einwirkung	☐
Wie reagiert das Pferd auf Berührung und Druck?	• wird eher geduldet	☐
	• verursacht Abwehrreaktionen	☐
Ist die Lahmheit mit oder ohne Schwellung der betroffenen Gelenke, Sehnen, Bänder usw.?	• mit Schwellung	☐
	• ohne Schwellung	☐
Wie ist die Schwellung?	• warm	☐
	• heiß	☐
	• kalt	☐
	• hart	☐
	• weich	☐
	• fluktuierend	☐
	• Farbe, soweit sichtbar, verändert (z. B. rot oder blau bei Hämatom)	☐
	• nimmt nach Belastung zu	☐
	• verringert sich	☐
Lahmheit verschlechtert sich	• zu Beginn der Bewegung?	☐
	• bei oder nach fortgesetzter Bewegung?	☐
Welche Umschläge duldet das Pferd?	• eher kalte	☐
	• eher warme	☐
Wie verhält sich das Pferd?	• eher ruhig	☐
	• eher unruhig	☐
Wie legt sich das Pferd?	• auf die erkrankte Gliedmaße	☐
	• auf die gesunde Seite	☐
Ist die Lahmheit abhängig von Witterungseinflüssen?	• ja	☐
	• nein	☐
Wenn ja, wann ist sie besser oder schlechter?	• bei nasskaltem Wetter besser	☐
	• schlechter	☐
	• bei warmem Wetter besser	☐
	• schlechter	☐

Die Beantwortung dieser Fragen führt zu den wichtigsten Symptomen für die Behandlung von Lahmheiten und gilt für alle nachfolgenden Kapitel, die sich mit Erkrankungen des Bewegungsapparates beschäftigen.

8.3

Distorsion

8.3.1 Therapie

Arnica

Arnica montana, Bergwohlverleih

Als erste Arznei ist hier Arnica angezeigt, das Mittel ist unter den **Verletzungsarzneien** (► S. 160) ausführlich beschrieben. Es ist das wichtigste Mittel für die akute, frische Distorsion mit Hämatom (Bluterguss).

Symptome beim Pferd

- Auffällig ist die große Berührungsangst wegen der Schmerzhaftigkeit der stark geschwollenen Gelenkpartie.
- Die Pferde wollen sich gar nicht mehr bewegen und dulden alle Untersuchungen nur unter Zwangsmaßnahmen.
- Es besteht eine ausgeprägte Lahmheit, das Tier steht auf 3 Beinen.

Dosierung

Mittel	Dosierung
Arnica D6	2–3 × täglich 10 Tropfen
Arnica D30 (akut)	1–2 × täglich für maximal 1–3 Tage 10 Globuli

Bryonia

Bryonia dioica, rotbeerige Zaunrübe

Auch Bryonia ist ein Mittel für die akute Distorsion mit großen Schmerzen.

Symptome beim Pferd

- Die Tiere wollen Ruhe haben; das Gelenk ist sehr geschwollen, heiß und gerötet (weiße Gelenkpartien).

Cave

Vorsicht bei der Untersuchung der betroffenen Region: Leiseste Berührung schon der abgestellten Behaarung führt zur Abwehr (Schlagen, Beißen).

- Fester Druck und derbes Untersuchen wird geduldet.
- Die Pferde stampfen mit der betroffenen Gliedmaße kurz auf und entlasten diese im nächsten Augenblick.
- Es besteht eine deutliche Lahmheit mit Stöhnen bei Bewegung.

Merke: Ganz wichtig für Bryonia: *Jede Bewegung* scheint zu verschlimmern und wird daher vermieden!

Hinweis

Keine Salben auftragen; kalte Wasseranwendungen und ein Druckverband werden gerne geduldet.
Die Tiere legen sich **auf** das betroffene Gelenk.

Dosierung

Mittel	Dosierung
Bryonia D 6	2 × täglich 10 Tropfen
Bryonia D 30	1 × täglich 10 Tropfen

Erfolgskontrolle

Eine Besserung muss **innerhalb von 24 Stunden** eintreten!
Das Mittel wird bei akuter Distorsion nur wenige Tage gegeben. Mit Änderung der Symptome ist es nicht mehr angezeigt, es muss eventuell ein anderes Mittel zur Ausheilung folgen.

Rhus toxicodendron

Giftsumach

Eine der **wichtigsten Arzneien** bei Distorsionen, die mit Lahmheiten einhergehen. Rhus toxicodendron ist nicht nur eine wichtige Arznei für die akute, subakute und chronische Distorsion, es ist auch eine wichtige Arznei für die Neigung zur Distorsion infolge Bänderschwäche.

Symptome beim Pferd

- Die Pferde laufen sich aber ein, vor allem beim Longieren auf der nicht betroffenen Hand.
- Die ersten Schritte zeigen noch eine hochgradige Lahmheit. Das Gelenk ist mäßig geschwollen und nur unmerklich wärmer, die Schmerzreaktion ist durch starken Druck und starke Streckung des betroffenen Gelenks auslösbar.

Merke: Nicht auf zu weichem Gelände bewegen! Keine Box mit tiefer Einstreu!

Causa

- Distorsion bei untrainierten, überanstrengten oder schlecht aufgewärmten Tieren, die zu Verstauchungen neigen.

Modalitäten

Verschlimmerung	Besserung
• Kälte, auch örtlich (alle Beschwerden) • Nässe • vor allem aber in Ruhe	• Bewegung • Wärme • lokale Wärme (Verbände)

Dosierung

Mittel	Dosierung
Rhus toxicodendron D 6 (akut)	2× täglich 10 Tropfen
Rhus toxicodendron D 30	2–3× wöchentlich 10 Tropfen oder 10 Globuli Sehnen, Bänder und Gelenkkapsel werden so gestärkt

Ruta

Ruta graveolens, Garten- oder Weinraute

Symptome beim Pferd

- Ähnlich wie bei **Rhus toxicodendron** (► S. 93) verlieren sich die Lahmheiten durch Bewegung. Dies sind die Leitsymptome beider Arzneien.
- Weitere Gemeinsamkeiten sind die **Wärmemodalitäten** (Besserung durch Wärme, Verschlimmerung durch Nässe und Kälte).
- Benötigt ein Pferd mit einer Distorsion Ruta, so ist das Gelenk ödematös geschwollen, etwas warm und die Sehnenscheide verdickt, wenig verschieblich und leicht druckdolent (schmerzhaft auf Druck).
- Die Ansätze von Sehnen und Bändern reagieren auf Druck **sehr schmerzhaft.**
- Durch leichte Bewegung gehen die Schwellungen zurück, der Druckschmerz nimmt jedoch zu.
- Auffällig ist die große Unruhe der Pferde, sie treten nachts gegen die Stallwände und laufen ständig im Kreis (Spuren am nächsten Morgen).

Hinweis
Die betroffenen Gelenke sollten mit einem dicken Watteverband versorgt werden.

Dosierung

Mittel	Dosierung
Ruta D 4, D 6	2× tägl. 10 Tropfen Dilution oder 10 Globuli

8.4

Akute Tendinitis, Tendovaginitis

8.4.1 Ätiologie

Entzündungen der Sehnen und Sehnenscheiden können hervorgerufen werden durch Verletzungen mit anschließender Infektion, aber auch durch stumpfe Traumen sowie durch ständige Überbeanspruchung.

Zerreißungen einzelner Sehnenfasern oder Einrisse der Sehne bis zum totalen Abriss reizen das umgebende Gewebe zu starken Reaktionen, häufig zu vermehrter Bildung von Synovialflüssigkeit.

Je nach Dauer und Ausprägung unterscheidet man akute, subakute und chronische Entzündungsformen, wobei die Grenze nicht immer streng zu ziehen ist.

8.4.2 Symptomatologie

Fragenkatalog

Frage	Differenzierungsmöglichkeiten	Patient
Geht die Entzündung mit einer Schwellung einher?	• ja	□
	• nein	□
Wenn ja, ist die Schwellung deutlicher	• im Stehen?	□
	• bei bzw. unmittelbar nach Bewegung?	□
Ist die Schwellung vermehrt warm?	• ja	□
	• nein	□
Ist die Palpation schmerzhaft?	• ja	□
	• nein	□
Wenn ja:	• starke Reaktion	□
	• wenig Reaktion	□
	• keine Reaktion	□
Wie ist die Konsistenz der Schwellung?	• eher weich	□
	• ödematös (Fingereindrücke bleiben bestehen)	□
	• eher hart	□
Ist die Pulsation der Arterie festzustellen?	• ja	□
	• nein	□
Wann tritt die Lahmheit stärker auf?	• bei Beginn der Bewegung	□
	• bei dauernder Bewegung	□
	• nach viel Bewegung	□
	• ständig	□
Welcher Grad der Lahmheit liegt vor?	• hochgradig	□
	• geringgradig	□
Werden Umschläge an der erkrankten Gliedmaße geduldet?	• ja	□
	• nein	□
Wenn ja, welche?	• eher kalte	□
	• eher wärmebildende	□

Merke: Kampferhaltige Salben und Lotionen können die Wirkung homöopathischer Arzneien stark beeinträchtigen oder blockieren!

Die Beantwortung dieser Fragen ergibt die genaue Lokalsymptomatik, die dann eine Differenzierung der in Frage kommenden Mittel ermöglicht.

8.4.3 Therapie

Abrisse und größere Teileinrisse müssen chirurgisch versorgt werden, für die Nachversorgung empfehlen sich homöopathische Arzneimittel. Eine entsprechende Ruhigstellung und Schonung oder behutsamer Trainingsaufbau sind auch bei homöopathischer Therapie unbedingt notwendig und zu beachten und beanspruchen Geduld bei Besitzer und Pferd. Homöopathische Arzneien unterdrücken nicht einfach den Schmerz, sie können auch eine etwa vorhandene Schwellung nicht in wenigen Stunden wegzaubern.

Homöopathische Arzneien fördern die Ausheilung der Mikroverletzungen der Sehnenfasern und des umgebenden Gewebes. Viele Mittel (z. B. **Rhus toxicodendron** (► S. 98) und **Silicea** (► S. 102)) bewirken gleichzeitig eine Stärkung des Sehnen- und Bandapparates und des Bindegewebes. Es kommt daher zu einer Stabilisierung, die Rezidivgefahr ist wesentlich geringer (vernünftiger Umgang mit dem Pferd vorausgesetzt).

Apis mellifica

Honigbiene

Symptome beim Pferd

Art der Störung

- Heiße, berührungsempfindliche, ödematöse Schwellung der Haut.
- Im Sehnenbereich kalte, ödematöse Schwellung.
- Tendinitis, Tendovaginitis, Arthritis.
- Gelenkkapsel und Synovialschleimhäute sind verdickt, starke Spannung.

Typisch

- Insektenstichallergie, nervös, unruhig, ängstlich.
- Durstlosigkeit, auch bei hohem Fieber.
- Betroffen eher die rechte Seite, Unruhe vor allem der Gliedmaßen.

Causa

- Stichverletzung (nach Punktionen).
- Insektenstich.
- Stumpfe Traumen (Schlag, Stoß, Tritt).
- Überanstrengung.
- Unarten (Klopfen gegen die Stallwand, Scharren usw.).

Modalitäten

Verschlimmerung	Besserung
• Druck, Berührung • Verband nachts • nach Ruhephasen • feuchtwarme Verbände (feuchte Kammer) • Durchblutungsfördernde, Wärme entwickelnde Verbände werden nicht geduldet, führen zu einer deutlichen Verschlimmerung!	• Kälte, kalte Umschläge • frische kalte Luft • kühlende Salben, Breie etc.

Dosierung

Mittel	Dosierung
Apis D4, D6	2–3 × täglich 10 Tropfen Dilution oder 10 Globuli
Apis D30 Injektion	8,0 ml (oder 1 × täglich 10 Tropfen Dilution oder 10 Globuli)

Erfolgskontrolle

Besserung muss innerhalb von 12–24 Stunden eingetreten sein. Anfangsmittel, in der Regel nur wenige Tage zu geben.

Bryonia

Bryonia dioica, rotbeerige Zaunrübe

Symptome beim Pferd

Art der Störung

- Heiße, berührungsempfindliche, ödematöse Schwellung des betroffenen Bezirks, auch im Gelenk- und Sehnenbereich, Synovialflüssigkeit vermehrt, Arthritis, Tendovaginitis.
- Tendinitis ohne fühlbare Veränderung der serösen Häute.
- Starke Schmerzhaftigkeit, Tiere wollen sich nicht bewegen, bleiben ganz ruhig stehen, jede Bewegung scheint äußerst schmerzhaft und wird vermieden.

Cave

Abwehrreaktionen bei der Untersuchung, auch beim Versuch, das Pferd zu bewegen!

Typisch

- Ärgerlich, reizbar.
- Großer Durst.
- Häufig Fieber, häufig mit Diarrhö.
- Bandagen, feste Verbände werden gerne geduldet, während die leichte Berührung nicht geduldet wird.

Causa

- Verletzungen aller Art mit Infektion.
- Distorsion.
- Überanstrengung, auch durch Unarten, vor allem Klopfen gegen die Stallwand (Erschütterung).

Modalitäten

Verschlimmerung	Besserung
• bei heißem Wetter • im warmen Stall, Wärme • Erschütterung, Bewegung • Berührung, Transport	• Kälte und kühle Luft • Liegen auf den kranken Gliedmaßen • absolute Ruhe • Koppel • Schwitzen

Dosierung

Mittel	Dosierung
Bryonia D4, D6	2–3 × täglich 10 Tropfen Dilution oder 10 Globuli
Bryonia D30	8,0 ml Injektion oder 1 × täglich 10 Tropfen Dilution oder 10 Globuli

Erfolgskontrolle

Besserung muss nach 24–48 Stunden eingetreten sein. In der Regel nur wenige Tage angezeigt.

Rhus toxicodendron

Giftsumach

Wichtigstes Mittel für Sehnen und Bänder, für Lahmheiten, die sich bei Bewegung **nach den ersten Schritten** bessern.

Symptome bei Pferd

Art der Störung

- Schmerzen der Bänder, Sehnen, Sehnenscheiden und im periostalen Bereich.
- Keine Vermehrung der Synovia.
- Keine oder geringgradige Schwellung.
- Auffällige Steifheit der betroffenen Gliedmaßen.
- Krachen und Knacken bei passiver Bewegung möglich.

Typisch

- Das Pferd läuft sich ein, die Lahmheit verschwindet.
- Bewegungsdrang, Unruhe, vor allem nachts.
- Starker Durst.
- Juckende, nässende Bläschen und Ekzeme an Hals, Mähne und in Gelenknähe (Fessel).

Causa

- Folge von Distorsionen (► S. 92) nach plötzlichen oder heftigen Bewegungen (Sprüngen, Geländeunebenheiten).
- Folge von Überanstrengung nach Gelände-, Distanzritten usw.; nasses, feuchtes Wetter fördert solche Traumata.

Modalitäten

Verschlimmerung	Besserung
• Kälte, Nässe, feuchte Nächte • nach Wetterwechsel zu nass und kalt • Ruhe und die beginnende Bewegung	• Wärme, warme Stallungen • Schweiße • fortgesetzte Bewegung (Übermaß verschlimmert jedoch die Lahmheit wieder) • wärmende Einreibung • heiße Kompressen

Dosierung

Mittel	Dosierung
Rhus toxicodendron D6, D12	2× täglich 10 Tropfen Dilution oder 10 Globuli
Rhus toxicodendron D30	8,0 ml Injektion 1× täglich 10 Tropfen Dilution oder 10 Globuli

Erfolgskontrolle

Das Mittel muss, je nach Dauer und Umfang der Erkrankung, einige Tage oder auch über längere Zeit gegeben werden.

Ruta

Ruta graveolens, Garten- oder Weinraute

Symptome beim Pferd

Art der Störung

- Sehr bewährtes Mittel für Schmerzen an den Bandansätzen des Periosts (Knochenhaut).
- Entzündung von Periost und Knorpel.
- Knötchenbildung, unverschieblich, im tendovaginitischen Bereich und an den Sehnen.
- Muskulatur im gelenknahen Bereich druckdolent (schmerzhaft auf Druck).
- Knotenbildung oder Verhärtungen der Beugemuskulatur.

Typisch

- Empfindlichkeit gegen elektrisches Licht (Neon).
- Rezidivierende Verhärtungen an den Sehnenansätzen, Knorpeldefekte.
- Neigung zu eher festen Kotballen, mit Pressen auf den Anus.

Causa

- Folgen von Stoß, Schlag (Hindernis).
- Folge von Überanstrengung.
- Folge von Distorsion (► S. 92).
- Seilhang.
- Folge von Trittverletzung.

Modalitäten

Es besteht eine große Ähnlichkeit zu **Rhus toxicodendron** (► S. 98), weswegen die Mittel auch sehr gut aufeinander folgen können!

Verschlimmerung	Besserung
• Kälte • Nässe • nachts	• durch gemäßigte Bewegung • Lage- oder Seitenwechsel

Dosierung

Mittel	Dosierung
Ruta D4, D6	2 × täglich 10 Tropfen oder 10 Globuli

8.5

Subakute, chronische und rezidivierende Tendinitis und Tendovaginitis

8.5.1 Therapie

Kalium bichromicum

Kaliumdichromat

Kalium bichromicum ist ein Mittel für subakute und chronische Tendinitis und Tendovaginitis, die mit Schwellung einhergeht, die aber bei der Untersuchung nicht oder wenig schmerzhaft erscheint.

Merke: Kalium bichromicum ist oft ein Folgemittel von *Bryonia* (► S. 97), wenn die Schwellung der Sehnenscheide immer wieder auftritt oder sehr hartnäckig ist.

Symptome beim Pferd

Art der Störung

- Kalte, starke Schwellung der Sehnenscheiden.
- Hydrops, Gallenbildung, nicht schmerzhafter auf Druck.
- Unverschieblichkeit der Sehnen, Sehnenscheiden und Haut.
- Einbinden bessert die Schwellung.

Typische Begleitsymptome

- Nervös, berührungsempfindlich, schreckhaft (scheut bei jedem lautem Geräusch).
- Häufige Konjunktivitiden (Tränenrinne).
- Einseitige zähe, fadenziehende Nasenausflüsse.
- Papulo-pustulöse Hautausschläge in den Gelenkbeugen und an der Mähne, Halsbereich.
- Auffälliger Durst.

Causa

- Überanstrengung, Konditionsmangel, Überforderung.
- Stumpfe Traumen (Schlag, Stoß).
- Häufige Distorsionen, Konzentrationsmangel.
- Abspritzen der Gliedmaßen mit kaltem Wasser.

Modalitäten

Verschlimmerung	Besserung
• morgens • nach Ruhepausen • Kälte, Nässe • Wind, Nasswerden	• Wärme • Gamaschen, Einbinden, Verbände • Gegendruck • leichte Bewegung • Koppelgang

Dosierung

Mittel	Dosierung
Kalium bichromicum D6	1–2 × täglich 10 Tropfen Dilution oder 10 Globuli
Kalium bichromicum D30, C30	1 × täglich 10 Tropfen Dilution oder 10 Globuli

Calcium fluoratum

Kalziumfluorid, Flussspat

Calcium fluoratum wirkt regulativ auf den Kalziumstoffwechsel ein. Es ist ein Mittel für chronische Veränderungen von Sehnen und Gelenken bei gleichzeitiger Schwäche des Bindegewebes und der Bänder.

Merke: Man muss Calcium fluoratum über längere Zeit geben. Es ist auch ein wichtiges Mittel für *Jungtiere.*

Symptome beim Pferd

Art der Störung

- Exostosen, Verhärtungen.
- Knoten am Sehnenansatz, in den Sehnenscheiden.
- Frakturen (Griffelbein).
- Schale, chron. Arthritiden, Arthrosen.
- Knorpelquetschungen, Hufrolle.

Typische Begleitsymptome

- Neigung zu Pilzekzem.
- Fehlstellung der Gliedmaßen, der Hufe.
- Abmagerung trotz reichlicher Futteraufnahme, Zahnprobleme.
- Leichte Erschöpfbarkeit.
- Nachschwitzen.
- Bestrafungen werden nicht gut hingenommen.
- Nachtragend, futterneidisch, eifersüchtig.

Causa

- Folge von allgemeiner Schwäche (Fohlen und Jährling).
- Folge von Krankheiten, Traumata.
- Grünholzfrakturen.
- Fehlstellung der Gliedmaßen.
- Mangelhafter oder fehlerhafter Hufbeschlag, Bockhuf.

Modalitäten

Verschlimmerung	Besserung
• Wärme, Hitze, Sonne • Berührung, Druck • Schutzglocken, Verbände • Gamaschen	• in der kühlen Jahreszeit (Herbst, Winter) • Abkühlung, Abspritzen und Kühlen der Gliedmaßen

Dosierung

Mittel	Dosierung
Calcium fluoratum D 6, D 12	1–2 × täglich 10 Tropfen Dilution oder 10 Globuli
Calcium fluoratum D 30	1 × pro Woche 8,0 ml Injektion oder 10 Tropfen Dilution oder 10 Globuli
Calcium-fluoratum-Kur	kurmäßige Anwendung von aufsteigenden Potenzen: 3 Wochen D 4, 3 Wochen D 6, 6 Wochen D 12

Silicea

Kieselsäure

Silicea ist ein ganz wichtiges und bewährtes Mittel zur Nachbehandlung von Lahmheiten aller Art, wenn Verhärtungen auftreten, Bindegewebe und Bänder gestärkt werden müssen, und es an Halt und Elastizität mangelt.

So wie die Kieselsäure wichtiger Bestandteil der Gräser ist und ihnen Halt gibt, so wirkt sie auch bei den Tieren, die entsprechende Veränderungen haben. Das Pferd als Pflanzenfresser spricht besonders gut auf Silicea an. Silicea gibt jedoch nicht nur Sehnen, Bändern und Bindegewebe Halt, es ist auch ein Mittel für schüchterne, ängstliche Tiere mit wenig Selbstbewusstsein, denen es an innerer Festigkeit fehlt.

Merke: In *niederen Potenzen* wirkt Silicea mehr *organotrop* auf Sehnen, Bänder und Bindegewebe. In *höheren* Potenzen (ab *D 30*) sollten auch die Verhaltenssymptome zu Silicea passen.

Symptome beim Pferd

Art der Störung

- Rezidivierende Lahmheiten.
- Verhärtungen, Verwachsungen der Sehnenscheiden mit leichten Schwellungen.
- Keine Schmerzhaftigkeit.
- Fehlende Verschieblichkeit in den Sehnenscheiden.
- Knocheneiterungen, Fistel.
- Osteomyelitis, Osteoporose, Arthrose.

Typische Begleitsymptome

- Neigung zu Strahlfäule.
- Vermindertes, brüchiges Hornwachstum.
- Abmagerung trotz guten Futters.
- Impfungen werden schlecht vertragen, ebenso Entwurmungen.
- Mangel an Selbstbewusstsein.
- Schlechte Konzentrationsfähigkeit und Merkfähigkeit.

Causa

- Folge von Überanstrengung.
- Folge von zu frühem Training nach nicht ausgeheilten Traumata, Infektionen.
- Belastungen nach Impfungen.
- Fehlende Rekonvaleszenz.
- Operationen an Sehnen, Knorpeln, Knochen und deren Folgen.
- Abmagerung.

Modalitäten

Verschlimmerung	Besserung
• Kälte, Nässe, Zugluft • morgens früh • Druck, leiseste Berührung	• bei Wärme und warmem Eindecken • warme Anwendungen oder Einreibungen • Ruhe

Dosierung

Mittel	Dosierung
Silicea D 6, D 12	1–2 × täglich 10 Tropfen Dilution oder 10 Globuli
Silicea D 30	8,0 ml Injektionslösung 1 × pro Woche oder 10 Tropfen Dilution oder 10 Globuli
Silicea D 200	5,0 ml Injektionslösung, 1-malig; Wiederholung evtl. nach 3–4 Wochen oder 10 Tropfen Dilution oder 10 Globuli

8.6

Arthritis (Gelenkentzündung)

Die akute Entzündung kann mit bakterieller Infektion (Septikämie, Stichverletzung, Injektion), aber ebenso als sogenannte sterile Entzündung nach stumpfem Trauma (Schlag, Stoß), nach Distorsion (Verstauchung) oder durch Überanstrengung entstehen. Bei fast allen Entzündungen wird die Synoviaflüssigkeit mehr oder weniger stark vermehrt, es entsteht eine Schwellung der Umgebung des Gelenks mit verschiedenen Begleiterscheinungen.

Diese begleitenden Beschwerden, die verschiedenen Erscheinungsformen, die Ursache und die Beschränkung der Funktion, weisen meistens einen direkten Weg zur Arznei.

8.6.1 Therapie

Apis mellifica

Honigbiene

Auch Apis ist ein wichtiges Mittel für die akute Arthritis mit starken, beim Menschen mehr stechenden Schmerzen und deutlicher bis starker Schwellung des Gelenks.

Merke: Man denke immer an den Schmerz und die Schwellung eines Bienenstichs, dann hat man die Symptomatik, die für das homöopathische Arzneimittel Apis zutreffend ist.

Symptome beim Pferd

Lokalsymptome

- Schwellung der Gelenke und deren Umgebung; Ödeme, sowohl kalt als auch heiß.
- Die Berührung der Haare ist scheinbar sehr schmerzhaft.
- Druck wird nicht vertragen.
- Spannen des Gelenks, jedoch Bewegung möglich. Das Tier belastet die Gliedmaße, eher Hangbeinlahmheit.
- Haare sind wie Igelstacheln aufgestellt (Ödem).

Allgemeine Symptome

- Das Tier hat nicht nur Angst, es wird auch sofort wütend beim Ansprechen, bei Beginn der Untersuchung.

Cave

Noch gefährlicher als *Bryonia* (▸ S. 105)!

- Das Pferd schlägt sogar mit den erkrankten Gliedmaßen.
- Häufig erhöhte Temperatur bis 40,5 °C, wenig Harnen, unter der Arznei Harnabsatz vermehrt.

Besonderheiten

- Bei Fieber: Durstlosigkeit, Inappetenz, Nystagmus, große Unruhe, eher Bewegungsdrang, viel Speichel, eher Durchfall.

Modalitäten

Verschlimmerung	Besserung
• Untersuchung • Wärme in jeder Form • Aufstallen, Verbringen in den Hänger • Umschläge, Verbände	• Druck • langsame Bewegung • Koppelgang (kann sich die Bewegung aussuchen!) • Waschungen mit fließendem kaltem Wasser • Aufbringen von kühlenden Gelen oder Alkohol

Dosierung

Mittel	Dosierung
Apis D4, D6	2–4 × täglich 10 Tropfen Dilution oder 10 Globuli
Apis D30 (akut)	2 × täglich 10 Tropfen Dilution oder 10 Globuli
Apis D30 (sonst)	1 × täglich oder 3 × pro Woche 10 Tropfen/Globuli

Bryonia

Bryonia dioica, rotbeerige Zaunrübe

Symptome beim Pferd

Lokalsymptome

- Das Gelenk ist blass bis leicht gerötet, warm bis heiß.
- Wir beobachten Zittern, in einigen Fällen sogar Schwitzen der betroffenen Gliedmaße.
- Synoviabildung (Gelenkflüssigkeit) vermehrt.
- Bei Bewegungszwang besteht eine Stütz- und Hangbeinlahmheit, das Pferd steht auf 3 Beinen.
- Die betroffene Gliedmaße wird steif gehalten.
- Die Umgebung des Gelenks ist wenig geschwollen, die Haare stellen sich jedoch deutlich ab.

Cave

Die Tiere sind bei der Untersuchung äußerst berührungsempfindlich!

Allgemeine Symptome

- Das Pferd wagt sich nicht zu bewegen, kann nicht verladen werden!
- Auch passive Bewegung ist nicht oder kaum möglich.

- Das Tier legt sich auf das betroffene Gelenk, bei totaler Erschöpfung.
- **Teste** fand heraus, dass bei Pflanzenfressern diese Arznei besser wirkt als bei Fleischfressern.

Besonderheiten

- Große Ängstlichkeit; ängstliches Anschauen des erkrankten Gelenks.
- Schleimhäute sehr trocken, keine Speichelbildung.
- Die Verdauung sistiert (bleibt stehen), die Folge davon ist sehr fester, kleinknolliger, sehr dunkler Kot und die Neigung zu Koliken in der sehr schmerzhaften Phase der Gelenkentzündung.

Modalitäten

Verschlimmerung	Besserung
• morgens früh – Fressen von Heu und Pellets (trockenes Futter) • warme Stallungen • Sonnenwärme • leichte Berührung • hyperämisierende Salben oder andere äußere Anwendungen • jede Art der Bewegung	• kaltes Wasser saufen • absolute Ruhigstellung • fester Druck, hier wird gern ein Druckverband geduldet • kalte Anwendungen im Schwellungsbereich • Einstellen in kaltes Wasser

Dosierung

Mittel	Dosierung
Bryonia D4	2–4 × täglich 10 Tropfen Dilution oder 10 Globuli
Bryonia D30 (ganz akut) (sonst)	2 × täglich 1 × täglich 10 Tropfen Dilution oder 10 Globuli

Ledum

Ledum palustre, Sumpfporst

Ledum ist ein Mittel für die akute und subakute Arthritis, es ist auch ein Mittel für die mehr rheumatisch bedingte Gelenkentzündung. Es ist außerdem angezeigt bei Insektenstichen in das Gelenk oder in Gelenknähe, wenn die Symptome passen.

Ledum ist ein Mittel für Ergüsse in die größeren Gelenke (Knie, Sprunggelenk), bei Entzündung der kleinen Gelenke sind diese nur schmerzhaft ohne Umfangsvermehrung.

Symptome beim Pferd

- Bei der Gelenkentzündung, die nach Ledum verlangt, ist das Gelenk weniger deutlich geschwollen, aber sehr deutlich druckschmerzhaft.
- Bei den kleinen Gelenken werden die Schmerzen durch Bewegung gebessert, die großen Gelenke vertragen besser die Ruhe.

- Charakteristisch für Ledum ist, dass **lokale Kälte bessert.** Daher werden kalte Umschläge, Abspritzen mit kaltem Wasser gern geduldet. Keine Gamaschen oder Verbände anlegen!
- Die betroffene Gliedmaße zittert bei Beginn der Bewegung.

Dosierung

Mittel	Dosierung
Ledum D4	2 × täglich 10 Tropfen Dilution oder 10 Globuli

Mercurius solubilis Hahnemanni

Hydrargyrum oxydulatum nitrico-ammoniatum, Hahnemann'sches Quecksilber

Mercurius solubilis ist ein Mittel für die akute, eitrige Entzündung eines oder mehrerer Gelenke nach einer überstandenen tief greifenden Allgemeinerkrankung oder einem lokalen Geschehen (Phlegmone, Nabelentzündung, Zahneiterung).

Symptome beim Pferd

- Die örtlichen Lymphknoten sind geschwollen, aber nicht schmerzhaft.
- Die Gelenke sind umfangsvermehrt und tagsüber weniger, nachts jedoch deutlich schmerzend.
- Sie sind dick, hart und heiß, die Entzündung ist hartnäckig, reagiert auch auf Antibiotika unbefriedigend.
- Wärme oder hyperämisierende Salben werden nicht vertragen, führen zu Unruhe, zum Abschlecken der Salben; Verbände werden abgebissen.
- Kalte Anwendungen wie Eisbeutel, kaltes Wasser scheinen ebenso die Beschwerden zu verschlimmern.
- Die Pferde wechseln häufig Lage, Haltung und Stellung. Die Bewegungen sind ataktisch mit ständig wechselnden Lahmheiten. Die belastete Gliedmaße fällt durch Muskelzittern auf.

Modalitäten

Verschlimmerung	Besserung
• Wetterwechsel • große Kälte und Nässe • gelegentlich auch Wärme	• Ruhe • Niederlegen • morgens früh

Dosierung

Mittel	Dosierung
Mercurius solubilis D8	2–3 × täglich 10 Tropfen oder 10 Globuli

Erfolgskontrolle

Eine Verabreichung über mehrere Tage ist notwendig. Dann kommt es entweder zur Abszedierung mit der Entleerung von eitrigem Sekret oder die Gelenkschwellung geht zurück und wird resorbiert (vom Körper abgebaut). Oft sind dann Folgemittel wie z. B. **Silicea** (► S. 102) notwendig.

Thuja occidentalis

Abendländischer Lebensbaum

Thuja ist ein Mittel für rezidivierende akute Arthritiden, jede Woche an einem anderen Gelenk.

Symptome beim Pferd

- Leichte Schwellung der betroffenen Gelenke ohne Druckschmerzen, Lahmheit durch Steifigkeit mit gelegentlichem Krachen bei Beginn der Bewegung.
- Die Venen sind prall gefüllt.
- Stuten haben eine auffällige Schwellung der äußeren Schamlippen mit gelbgrünem Ausfluss; Rosse unregelmäßig oder ganz ausbleibend.

Modalitäten

Verschlimmerung	Besserung
• passive Beugung und Streckung verschlechtern Gelenkbeschwerden • nasskaltes Wetter • feuchte Verbände	• ständige leichte Bewegung • warme Kompressen • dicke Verbände

Dosierung

Mittel	Dosierung
Thuja D 30	1 × täglich 10 Globuli

Erfolgskontrolle

Das Mittel muss über einen Zeitraum von 2 Wochen gegeben werden.

8.7

Arthrose

8.7.1 Ätiologie

Eine Arthrose ist die chronische Veränderung eines Gelenks, die durch Zubildung von Knochensubstanz im Bereich des Gelenkknorpels selbst, besonders aber am Gelenkrand und im Bereich der Bandansätze gekennzeichnet ist. Dadurch kommt es einerseits zu einer Einschränkung der Beweglichkeit und Belastbarkeit des Gelenks, andererseits durch die rauhe Oberfläche zu einer mehr oder weniger deutlich ausgeprägten entzündlichen Reizung mit entsprechenden Schmerzen.

Die **Entstehung** einer degenerativen Gelenkerkrankung wird vorwiegend durch das Missverhältnis zwischen Beanspruchung und Beschaffenheit beziehungsweise Leistungsfähigkeit der einzelnen Gelenkpartien und Gelenkgewebe gefördert (Form-Funktions-Problem). Hier spielen selbstverständlich angeborene und erworbene Systemminderwertigkeiten eine große Rolle.

Merke: Mit den homöopathischen Arzneien werden wir in den seltensten Fällen eine Heilung erzielen können; Ziel ist es dennoch, die Funktionsfähigkeit, Schmerzfreiheit (lahmheitsfrei) zu erreichen und der Progredienz (dem Fortschreiten) des Prozesses Einhalt zu gebieten.

Die pathologischen Veränderungen der Knochen- und Knorpelsubstanz können mit einigen tief greifenden Arzneien aufgehalten, zum Teil sogar regeneriert werden.

Die akuten Schübe von schmerzhafter Entzündung und deutlicher Lahmheit, die wir bei den Arthrosen beobachten, werden nach der akuten Symptomatik wie Schmerzen, Schwellung, Besserung und Verschlimmerung durch Bewegung, Wärme, Kälte, Nässe usw. bewertet und nach den Mitteln für die chronischen Veränderungen gesondert dargestellt.

8.7.2 Therapie

Für die Arthrose selbst haben sich eine Reihe sogenannter **chronischer Mittel** bewährt, die degenerative Gelenkerkrankungen im Arzneimittelbild haben. Sie sollen ein Fortschreiten der Arthrose verhindern und helfen, über eine Stabilisierung des Gelenks, akute Schübe nach Möglichkeit zu vermeiden. Hierzu gehören:

Calcium fluoratum

Kalziumfluorid, Flussspat

Dies ist eine sehr wichtige Arznei bei degenerativen Knochenveränderungen, vor allem wenn sie durch Fehlbelastungen oder Überanstrengung einzelner Gelenkpartien (Spat) entstanden sind.

Symptome beim Pferd

- Der Bandapparat scheint verhärtet, passives Beugen und Strecken des oder der Gelenke ist erschwert, die Sehnen und Sehnenscheiden sind wenig verschieblich, eher verbacken.
- Die Muskulatur ist verkrampft und verspannt.
- Röntgenologisch finden wir nachweisbare Zubildungen an den gelenkbildenden Knochen, aber auch Zysten oder Abbautendenzen sind sichtbar.

Modalitäten

Verschlimmerung	Besserung
• Wärme • heißes Wetter	• Druck (Verbände etc.) • im Winter sehr viel besser

Dosierung

Mittel	Dosierung
Calcium fluoratum D 6, D 12	1–2 × täglich 10 Tropfen Dilution oder 10 Globuli (Globuli ab D 10)
Calcium fluoratum D 30	1–2 × pro Woche 10 Tropfen Dilution oder 10 Globuli
Calcium-fluoratum-Kur	bewährt hat sich auch die Verabreichung von aufsteigenden Potenzen: 4 Wochen D 4 → 4 Wochen D 6 → 4 Wochen D 12

Erfolgskontrolle

Das Mittel muss über längere Zeit gegeben werden.

Strontium carbonicum

Strontiumcarbonat

Strontium carbonicum ist eine weniger bekannte, aber sehr tief greifend wirkende Arznei, die sich bei schwerwiegenden und schwer zu beeinflussenden Veränderungen unterstützend sehr bewährt hat.

Symptome beim Pferd

- Die Knochenzubildung steht hier im Vordergrund.
- Hinweisend sind auch: periodische plötzliche Schmerzen der oder des Gelenks mit Zittern der betroffenen Gliedmaße, leichte, aber sichtbare Umfangsvermehrung der Gelenke ohne Druckschmerz.
- Der Gang ist steif und stelzig zu Beginn der Bewegung, mit stetiger Besserung durch kontinuierliches leichtes Bewegen (Longe, Gymnastizieren, Schrittführen).
- Die Pferde haben sichtbar an Gewicht verloren, betroffen sind vor allem ältere Tiere.

Modalitäten

Verschlimmerung	Besserung
• im Frühjahr • im Sommer (jeweils alle Beschwerden)	• im Herbst • im Winter (deutliche Besserung) • schmerzhafte Gelenke werden durch Bewegung im Freien bei dicken warmen Verbänden gebessert

Dosierung

Mittel	Dosierung
Strontium carbonicum D 6	2 × täglich 10 Tropfen Dilution oder 10 Globuli über mehrere Wochen; zur Nachbehandlung 1 × täglich
Strontium carbonicum D 12	zur Nachbehandlung 1 × täglich
Strontium D 30	1 × pro Woche 10 Tropfen Dilution oder 10 Globuli

Harpagophytum

Harpagophytum procumbens, Teufelskralle

Die Arznei stammt aus den Wüstengegenden Afrikas. Sie gehört zu den sogenannten „neueren Pflanzen", die noch wenig geprüft sind. Sie wurde jedoch sowohl beim Menschen als auch bei den verschiedenen Tierarten in den letzten Jahren sehr erfolgreich eingesetzt. Mittlerweile liegen sehr positive Erfahrungen über die Anwendung bei Arthrosen beim Pferd vor:

Harpagophytum ist eine wichtige Arznei bei arthrotischen Veränderungen der sog. großen Gelenke mit plötzlichen Schmerzen. Veränderungen an der Wirbelsäule, Hüfte und im Kreuz-Darmbein-Gelenk, die zu Lahmheiten führen, verlangen nach der Arznei, die rein organotrop wirkt. (Man weiß allerdings auch von einer Leberwirkung der Arznei, auf die man das gute Allgemeinbefinden zurückführt, das man bei Tieren, die das Mittel über längere Zeit bekommen, immer wieder beobachtet.)

Symptome beim Pferd

- Steifer Gang und Abneigung gegen Springen, wechselnde Lahmheiten, vor allem der Hintergliedmaßen.
- Auffallend die Modalitäten (die an **Rhus toxicodendron** (► S. 116) erinnern):

Modalitäten

Verschlimmerung	Besserung
• bei Beginn der Bewegung • nach Überlastung • vor allem morgens früh • bei Wetterwechsel von trocken zu nass	• leichte Bewegung • Wärme

Dosierung

Mittel	Dosierung
Harpagophytum D4, D6	2–3 × täglich 10 Tropfen Dilution oder 10 Globuli

Hekla lava

Asche vom Hekla-Vulkan auf Island

Die Anwendung dieser Arznei in der Homöopathie verdanken wir den Beobachtungen der pathologischen Veränderungen am Knochensystem von Schafen und Pferden, die ständig feine Lavaasche des Vulkans Hekla mit dem Futter aufnahmen. Die chronische „Vergiftung" führte zu massiven An- und Umbauten der knöchernen Struktur der betroffenen Tiere, besonders im Bereich der Kiefer.

Entsprechend den homöopathischen Gesetzen ist Hekla lava ein Mittel für die Behandlung von Knochenzubildungen.

Symptome beim Pferd

- Wichtiges Mittel für Exostosen, die durch Schlag und andere stumpfe Traumata entstanden sind. **Arthrosen mit starker Zubildung** von Knochensubstanz sind eine Domäne dieser Arznei (Schale, Spat etc.).
- Knoten und Auftreibungen an den wenig bemuskelten Knochenpartien der internen Abschnitte der Gliedmaßen, rund um das Griffelbein, die zu Lahmheiten führen, können mit dieser Arznei zur Rückbildung gebracht werden.
- Die Schmerzen scheinen groß zu sein, da die Lahmheiten selten durch irgendwelche Maßnahmen gebessert werden können.
- Druck auf die betroffenen Gelenke und Knochen löst Schmerz aus.

Dosierung

Mittel	Dosierung
Hekla lava D8	1 × täglich 10 Tropfen Dilution
Hekla lava D10	1 × täglich 10 Globuli

Erfolgskontrolle

Über längere Zeit geben.

Symphytum

Beinwell

Die Arznei ist nach Verletzungen der Gelenke und der Knochen gefragt, wenn es zu Zubildungen der Knochensubstanz kommt, die zu schmerzhaften Lahmheiten führen. Es ist somit ebenfalls ein ganz wichtiges Mittel für Exostosen als Folge einer traumatischen Einwirkung.

Merke: Bei Symphytum liegt im Vergleich zu *Hekla lava* die Ursache noch nicht so lange zurück und die Symptomatik ist noch akuter.

Symptomatik beim Pferd

- Die knöchernen Zubildungen sind nicht druckschmerzhaft, die Einschränkung der Beweglichkeit führt hier zur Lahmheit.
- Wir sehen hier auch keine Besserung durch Bewegung oder andere Maßnahmen, die Lahmheit bleibt immer gleich.

Dosierung

Mittel	Dosierung
Symphytum D6, D8	2 × täglich 10 Tropfen oder 10 Globuli für 2–3 Wochen, zur Nachbehandlung dann 1 × täglich

8.7.3 Akute Arthroseschübe

Einige Formen der Arthrose, z. B. Spat, können die Beweglichkeit des Gelenks zwar einschränken, müssen aber nicht zwangsläufig zu einer sichtbaren Lahmheit führen. Kommt es nun hier zu einem akuten entzündlichen Geschehen (Distorsion, Trauma, Überlastung usw.), sollten die Arzneien für die **akute Arthritis** (► S. 104) ihre Anwendung finden.

Nachfolgend werden einige der häufig angewandten Arzneimittel mit ihrer speziellen Symptomatik der akuten Beschwerden bei **bereits bestehender** Arthrose beschrieben:

Apis mellifica

Honigbiene

Hier gilt auch bei akuten Schüben der Arthrosen die unter Arthritis (► S. 104) genannte Symptomatik.

Eindeutig akuter Verlauf:

- Das Mittel sollte innerhalb weniger Tage zu einer Besserung führen. Da jedoch degenerative Veränderungen bei einer Arthrose bereits vorliegen, ist mit einem hartnäckigeren Verlauf zu rechnen.
- Oft muss ein anderes Mittel (z. B. **Kalium bichromicum** (► S. 100)) folgen oder die Behandlung mit einem der zuvor genannten mehr chronischen Mittel (► S. 108).

Eher subakuter Verlauf:

- Es gibt auch einen mehr subakuten Verlauf der Gelenkreizung bei Arthrosen, bei dem man an Apis denken kann:
- Das Gelenk schwillt immer wieder nach Belastung an, ist dann für einen halben Tag warm und schmerzt, dann durch Ruhe wieder besser.
- Die teigige Konsistenz der ödematösen Schwellung geht jedoch nie ganz weg.
- Auch in diesen Fällen kann man Apis versuchen, es muss dann etwas länger gegeben werden (bis zu 14 Tagen).

Hinweis

Es hat sich bewährt, das Mittel dann im Wechsel mit **Kalium bichromicum D6 (2 × tägl.)** oder **D30 (1 × tägl.)** zu geben.

Apis hat auch eine Wirkung auf die **Niere** und unterstützt damit die Ausschwemmung von lokalen Ödemen.

Modalitäten

Verschlimmerung	Besserung
• Untersuchung • Wärme in jeder Form • Aufstallen, Verbringen in den Hänger • Umschläge, Verbände	• Druck • langsame Bewegung • Koppelgang (kann sich die Bewegung aussuchen!) • Waschungen mit fließendem kaltem Wasser • Aufbringen von kühlenden Gelen oder Alkohol

Dosierung

Mittel	Dosierung
Apis D4, D6	bei akuten Schmerzen 2–4× täglich 10 Tropfen Dilution oder 10 Globuli bei mehr subakuten Beschwerden 1–2× täglich

Bryonia

Bryonia dioica, rotbeerige Zaunrübe

Auch für dieses Mittel gilt die unter „Arthritis“ (► **S. 104**) ausführlich beschriebene Symptomatik. Bryonia ist ein ganz wichtiges Mittel für Gelenkentzündung bei Arthrose.

Durch die bestehenden Auflagerungen an Knorpeln, Periost und Knochen sind die Gelenkflächen nicht mehr glatt. Es kommt dadurch sehr leicht zu einer chronischen oder rezidivierenden (wiederkehrenden) Entzündung und Reizung der Gelenkkapsel mit der Synovialis (Innenschicht der Gelenkkapsel), die zu einer vermehrten Bildung von Synovia (Gelenkflüssigkeit) führt. Durch die ständigen Entzündungen verliert die Gelenkkapsel an Elastizität und damit an Belastbarkeit. Die Bewegungseinschränkung des Gelenks und die Entzündungsneigung nehmen damit noch mehr zu.

Merke: Bryonia ist ein Arzneimittel mit sehr deutlicher Wirkung auf Entzündungen der Synovialis der Gelenkkapsel, die mit großen Schmerzen einhergehen.

Bei akuten Schüben chronischer Gelenkentzündungen durch Arthrose ist die für Bryonia typische Modalität **„Jede Bewegung verschlimmert“** nicht mehr so deutlich. Durch ganz leichte Bewegung verteilt sich die Gelenkflüssigkeit besser, und die Tiere laufen für ganz kurze Strecken etwas besser.

Merke: Man könnte hier in Versuchung kommen, an *Rhus toxicodendron* (► S. 116) zu denken, und die Abgrenzung ist tatsächlich gar nicht immer so leicht. Da die beiden Mittel gegensätzlich sind und sich in ihrer Wirkung aufheben, dürfen sie *auf keinen Fall gleichzeitig* gegeben werden.

Ist **Bryonia** angezeigt, so beobachtet man auch in dem zuvor beschriebenen Fall, dass die Tiere sich eher ruhig verhalten, im Stehen die Gliedmaße entlasten und sich auf die kranke Seite legen. Ist **Rhus toxicodendron** angezeigt, so sind die Tiere doch insgesamt unruhiger, versuchen mehr, sich zu bewegen, legen sich eher auf die gesunde Seite.

In der Nachbehandlungsphase kann auch bei Arthrosen zur Kräftigung der Bänder und Sehnen durchaus **Rhus toxicodendron** angezeigt sein, vor allem, wenn deutliche Verschlechterung durch Kälte und Nässe zu beobachten ist. (Dosierung: **Rhus toxicodendron D6** oder **D30,** ► S. 94).

- Liegt mehr eine Entzündung und Reizung des Gelenks selbst vor, ist auf jeden Fall eher **Bryonia** angezeigt.
- Man muss das Mittel dann auch über einen Zeitraum von 1–2 Wochen geben, dann sollte es zu einer Besserung gekommen sein.

- In chronischen Fällen mit starken Veränderungen ist eine Verabreichung über einen noch längeren Zeitpunkt möglich. Hier kann man jedoch nur noch eine Linderung erreichen.

Modalitäten

Verschlimmerung	Besserung
• morgens früh – Fressen von Heu und Pellets (trockenes Futter) • warme Stallungen • Sonnenwärme • leichte Berührung • hyperämisierende Salben oder andere äußere Anwendungen • jede Art der Bewegung	• kaltes Wasser saufen • absolute Ruhigstellung • fester Druck, hier wird gern ein Druckverband geduldet • kalte Anwendungen im Schwellungsbereich • Einstellen in kaltes Wasser

Dosierung

Mittel	Dosierung
Bryonia D4 (akute Schmerzen)	2–3 × täglich 10 Tropfen Dilution oder 10 Globuli
Bryonia D30 (akute Schmerzen)	1 × täglich 10 Tropfen Dilution oder 10 Globuli

Causticum Hahnemanni

Ätzstoff Hahnemanns

Causticum Hahnemanni ist ein Mittel für akute Schübe, aber auch für subakute, hartnäckige Lahmheiten bei Arthrosen, die immer wieder akut werden. Das Mittel hat sowohl Schmerzen als auch Veränderungen durch Arthrosen im Arzneimittelbild und wird daher entsprechend eingesetzt. Das Mittel wirkt nicht so schnell, dafür nachhaltig.

Symptome beim Pferd

- Steifigkeit der Gelenke plötzlich morgens oder nach längerer Ruhephase.
- Schwellung mit Hitze und Druckschmerz (der Gelenkkapsel) treten innerhalb von Stunden auf.
- Die Pferde gehen stocklahm und die betroffene Gliedmaße zittert und wird bei Beginn der Bewegung nachgeschleift. Im Stehen deutliche Entlastung und Schildern. Die akuten Beschwerden lassen relativ schnell nach, kommen aber immer wieder und es bleibt eine hartnäckige Lahmheit.

Modalitäten

Verschlimmerung	Besserung
• trockene Kälte • kalte Anwendungen	• langsame, stetige Bewegung • feuchtes Wetter (Nebel, Nieselregen)

Dosierung

Mittel	Dosierung
Causticum Hahnemanni D6, D12	2 × täglich 10 Tropfen Dilution oder 10 Globuli

Ruta

Ruta graveolens, Garten- oder Weinraute

Ruta ist das Mittel für schmerzhafte Prozesse am Periost (Knochenhaut), Bandansatz, Gelenkrand, aber auch im Gelenk selbst.

Symptome beim Pferd

- Meist nach Distorsion oder traumatischer Einwirkung kommt es zu einer plötzlichen ödematösen Schwellung bei leichter Erwärmung des betroffenen Gelenks und der benachbarten Regionen (Sehnenscheide, Muskel, Bänder, Bandansatz).
- Nach 24 Stunden ist häufig eine Fluktuation im Gelenk mit Gelenkaussackungen, später auch Gallenbildung zu beobachten.
- Das Gelenk ist bei leichter Beugung und Streckung deutlich schmerzhaft.
- Trockene, warme Verbände werden gern geduldet!

Modalitäten

- Bewegung bessert (Beschwerden, Lahmheit, Schwellung).
- Nächtlicher Bewegungsdrang.

Dosierung

Mittel	Dosierung
Ruta D4, D6	2 × täglich 10 Tropfen Dilution oder 10 Globuli

Rhus toxicodendron

Giftsumach

Wichtiges Mittel für Distorsion und Distorsionsneigung, kann auch bei leichteren Arthrosen angezeigt sein. Die genaue Symptomatik und Dosierung ist bei Distorsion (► S. 93) nachzulesen, Differenzierung von **Bryonia** ► S. 93.

9 Erkrankungen der Wirbelsäule

9.1 Ätiologie

Verspannungen der Wirbelsäule kommen beim Pferd immer häufiger vor. Ursachen können anatomische Veränderungen sein, z. B. **Spondylosen** (Erhebungen, Zacken und Randwülste am Wirbelkörper), **Kissing spines** (Engstellung der Wirbel) u. a. In den meisten Fällen handelt es sich um muskuläre Verspannungen, die als Folge von Überlastung, Fehlbelastung, Kälte und Nässe, leider sehr oft auch Fehlern beim Reiten hervorgerufen werden. Daneben gibt es noch fütterungs- oder stoffwechselbedingte hochakute, sehr schmerzhafte Krankheitszustände **(Lumbago)**. Wenn die Ursache nicht beseitigt wird oder werden kann (bei anatomischen Veränderungen), kann eine homöopathische Arznei zwar die akute Symptomatik lindern oder auch beseitigen, aber keine Heilung auf Dauer bewirken.

Unterstützende Maßnahmen wie Gymnastizieren usw. haben eine wichtige Funktion bei der Vorbeuge.

Da röntgenologische Untersuchungen der Wirbelsäule und Myelographien (Kontrastmitteluntersuchung des Rückenmarks) beim Pferd sehr aufwendig sind und nicht immer zu befriedigenden Ergebnissen führen, ist es wichtig, dass die klinische Diagnose unter Berücksichtigung aller möglichen Faktoren so weit als möglich gesichert ist.

Manchmal kann die **Thermographie** (Wärmebild, die unterschiedliche Wärmestrahlung gesunder und kranker Bezirke wird sichtbar gemacht) endlich Aufschluss geben. Dieses aufwendige Verfahren wenden in Deutschland bisher jedoch nur ganz wenige Kliniken an.

9.2 Symptomatologie

Die Symptome einer Wirbelsäulenerkrankung können ganz verschieden sein: Neben Lahmheiten einzelner Gliedmaßen und verspannter Rückenmuskulatur fallen Störungen im Bewegungsablauf, allgemeine Steifigkeit der Bewegung oder in der Koordination, z. B. auch zwischen Vorder- und Hinterbeinen, auf. Widersetzlichkeit gegen bestimmte Übungen, immer wieder Ungehorsam haben gar nicht so selten ihre Ursache in Verspannungen der Wirbelsäule und sollten nicht mit harter Erziehung und Strafen, sondern mit Behandlung der Wirbelsäule und Überprüfung und Änderung der Reittechnik angegangen werden. Die Untersuchung durch einen fachkundigen Tierarzt gibt Aufschluss über die Diagnose sowie Grad und Ausmaß der Veränderungen und über Zusammenhänge hinsichtlich der Reittechnik.

Für die homöopathische Therapie, für die Wahl einer homöopathischen Arznei sind, ähnlich wie bei den Lahmheiten, die individuellen Symptome am Tier zu beobachten und zu erfassen.

9.2.1 Fragenkatalog

Frage	Differenzierungsmöglichkeiten	Patient
Dauer der Beschwerden?	• akut	☐
	• bestehen schon länger	☐
Gibt es eine auslösende Ursache?	• Überanstrengung bei Ausritt	☐
	• Turnier	☐
	• Rennen	☐
	• Training	☐
	• Änderung des Trainingsprogramms	☐
	• Wechsel der Person(en), die das Pferd reiten	☐
	• das Pferd ist gestürzt	☐
Stehen Durchnässung oder Folgen von Überlastung mit starkem Schwitzen und danach Erkältung im Zusammenhang?	• ja	☐
	• nein	☐
Gibt es einen Zusammenhang mit einer Änderung der Fütterung?	• ja	☐
	• nein	☐
Hat sich die Haltung des Tieres geändert?	• von Weide zum Stall	☐
	• anderer Stall mit anderem Boden	☐
	• sonstiges	☐
Wie sind die Schmerzen, wodurch werden sie verschlimmert oder gebessert?	• sehr starke Schmerzen, die man dem stehenden Tier schon ansieht	☐
	• zeigen sich nur im Bewegungsablauf	☐
	• Verschlimmerungen	☐
	• Besserungen	☐
Wie ist der Bewegungsablauf beeinträchtigt?	• allgemeine Steifigkeit	☐
	• Lahmheit einer Gliedmaße	☐
	• Stolpern	☐
	• Koordination der Beine	☐
Verhalten der Bewegungsstörungen bei Bewegung?	• besser	☐
	• schlechter	☐
Wie reagiert das Pferd auf Hilfen oder auf Druck durch den Reiter?		
Wie ist der Lokalbefund an der Rückenmuskulatur?	Sind Schwellungen festzustellen?	
	• ja	☐
	• nein	☐
	wenn ja:	
	• eher hart	☐
	• eher weich	☐
	• mehr einzelne Stellen mit besonderer Schmerzempfindung	☐
	• oder eine Verspannung insgesamt (muss der Tierarzt feststellen)	☐

Frage	Differenzierungsmöglichkeiten	Patient
Wie reagiert das Tier auf leise Berührung, auf leichtes Darüberstreichen, auf festen Druck?	• Berührung	□
	• Darüberstreichen	□
	• Druck	□
Wie sind die Modalitäten?	• Bewegung verschlimmert	□
	• Bewegung bessert	□
	• leichtes Schrittführen verschlimmert	□
	• bessert	□
	• leichtes Traben verschlimmert	□
	• bessert	□
	• Wärme (lokal oder Witterung) verschlimmert	□
	• bessert	□
	• Wind verschlimmert	□
	• bessert	□
	• Nässe verschlimmert	□
	• bessert	□
Wie reagiert das Pferd? Verändert sich das Verhalten bei Verspannungen?	• ja	□
	• nein	□
	• ungeduldig	□
	• ungehorsam	□
	• reizbar	□
	• aggressiv	□
	• gleichgültig	□
	• stur	□
	• macht sich steif	□
	• ist eher unruhig, sucht Bewegung	□

9.3

Therapie

Die im nachfolgenden genannten Mittel stellen nur eine kleine Auswahl zu dem sehr komplizierten Krankheitsbild dar. Häufig können auch die Mittel, die bei Distorsion (► S. 92) beschrieben wurden, bei Wirbelsäulenerkrankungen angezeigt sein, insbesondere, wenn es sich um Verspannungen handelt, die durch Vertreten, Verspringen oder ähnliches entstanden sind, daher dem Bild der Distorsion direkt entsprechen (z.B. **Arnica** ► S. 92, **Hypericum**, **Rhus toxicodendron** ► S. 93, **Bryonia** ► S. 92). Es werden im nachfolgenden daher nur die Mittel beschrieben, die speziellen Bezug zur Wirbelsäule haben.

Nux vomica

Strychnos nux vomica, Brechnuss

Merke: Nux vomica gehört zu den bewährtesten Mitteln bei Verspannungen der Wirbelsäule bei allen Tierarten.

Wir finden im Arzneimittelbild starke Verspannung der Muskulatur des Rückens mit hoher Schmerzhaftigkeit. Dazu kommen Berührungsempfindlichkeit und Reizbarkeit, die dann wieder zu einer Verstärkung der Verspannung führen. Dies entspricht in sehr vielen Fällen der akuten Symptomatik auch beim Pferd. Mit der homöopathischen Arznei Nux vomica erfasst man somit nicht nur die lokale Symptomatik am Rücken, sondern zugleich den Gesamtzustand des Tieres. Das Mittel kann das Tier oft in seiner psychischen Situation:

- Empfindlichkeit auf Stresssituationen: Verladen, Turnier,
- Änderung des Standplatzes, hektischer Umgang, Futterwechsel usw.,
- Reizbarkeit

erfassen.

Stressempfindliche Tiere, Tiere, die bei Stress mit Wirbelsäulenverspannung oder Blähungen und Kolik (► **S. 58**) reagieren, sprechen oft besonders gut auf Nux vomica an. Es ist ein Mittel, das in der Hektik unserer Zeit sehr oft angezeigt ist.

Symptome beim Pferd

- Reizbare, lebhafte, nervöse Naturen.
- Empfindlichkeit gegen äußere Reize: Geräusche, Licht, Gerüche, vor allem aber Berührung.
- Hektisch vor und während eines Turniers.
- Neigung zu tetanischen Krämpfen der Muskulatur, besonders aber Spasmen der Bauchorgane.
- Muskelverspannungen vor allem im Rücken- und Kreuzbeinbereich. Die Pferde müssen immer nachgesattelt werden, da sie durch den Sattelgurtdruck zu Verkrampfungen der Muskulatur, aber auch zum Aufblähen des Abdomens neigen.
- Die Pferde sind hart im Maul, sie wehren sich schon beim Auftrensen. Nach vorangegangenen Belastungen Krämpfe oder Verspannungen im Brustwirbel- und Lendenwirbelbereich, sodass am nächsten Tag Unwille zur Arbeit und Bewegung vorliegt.
- Entspannung im Rücken wird nur durch halbstündiges konzentriertes Arbeiten erreicht, aber dann ist das Tier gehorsam und willig zu arbeiten. Keine Pferde für improvisierte Wanderritte.

Modalitäten

Verschlimmerung	Besserung
• durch langes Ausruhen • frische Luft • trockenes Wetter • nach dem Fressen und Trinken (häufig Koliken oder Neigung zu Verdauungsstörungen)	• im warmen Stall • nach kurzen Ruhephasen • feucht-warmes Wetter

Dosierung

Mittel	Dosierung
Nux vomica D 6	2–4 × täglich (je nach Ausprägung der Schmerzen) 10 Tropfen Dilution oder 10 Globuli bei Besserung nur 1–2 × täglich geben oder absetzen
Nux vomica D 30	bei akuter Symptomatik 1 × täglich für wenige Tage oder 1 × pro Woche, vor allem, wenn die psychischen Symptome im Vordergrund stehen 10 Globuli

Strychninum nitricum

Das Hauptalkaloid aus Strychnos nux vomica und Strychnos ignatia

Das Mittel hat entsprechend seinem Inhaltsstoff gewisse Ähnlichkeit zu Nux vomica. Entsprechend dem Vergiftungsbild von Strychnin, das wir aus der Toxikologie kennen, steht die **Verkrampfung** der Muskulatur noch stärker im Vordergrund als bei **Nux vomica** (► S. 119). Nux vomica ist sicher das breiter wirkende Arzneimittel, aber auch Strychninum hat sich beim Pferd durchaus bewährt, wenn die Symptome passen.

Symptome beim Pferd

- Enorm gesteigerte Empfindlichkeit gegen äußere Reize (Geräusche, Licht, Berührung, Druck).
- Die motorischen Zentren des Rückenmarks sind gereizt.
- Zustand der Muskulatur ähnlich dem bei Tetanus (also sehr starke Verkrampfung).
- Verkrampfung der Muskulatur der Halswirbelsäule mit Zittern der Halsmuskulatur.
- Die Muskulatur verkrampft zwischendurch völlig, dann wieder beobachtet man schlaffe Phasen; sie werden abgelöst von plötzlichen, ruckartigen Stößen der Muskulatur des Kopfes mit heftigem Zucken und Zittern, dann erneut stark verkrampfte, starre, brettharte Muskulatur.
- Die Pferde werden hart im Maul oder verbeißen sich in der Trense, dabei läuft viel schaumiger Speichel aus der Mundhöhle.
- Die Tiere können schlecht schlucken und haben einen Unterkieferkrampf.
- Die Pferde lassen sich nicht locker arbeiten, sie verspannen und verkrampfen sich eher mehr.
- Strafen, Reglementierung, härteres Anpacken führen zu mehr Verspannung, Zittern und Zucken der Hals- und Kopfmuskulatur.

Modalitäten

Verschlimmerung	Besserung
• Druck • Berührung • Anstrengung • morgens	• Ruhe • Schrittreiten am langen Zügel

Dosierung

Mittel	Dosierung
Strychninum nitricum D6, D12 bei Nervenentzündung	2 × täglich 10 Tropfen Dilution oder 10 Globuli

Erfolgskontrolle

Strychninum ist ein Anfangsmittel, das in wenigen Tagen seine Wirkung getan haben muss. Ändern sich die Symptome, ist oft ein Folgemittel angezeigt (**Nux vomica** ► S. 119, **Rhus toxicodendron** u. a.).

Belladonna

Atropa belladonna, Tollkirsche

Einen Eindruck dieses Mittels bekommen wir aus der Toxikologie, der Vergiftung mit den Beeren der Tollkirsche, über die beim Menschen umfangreiche Beschreibungen vorliegen.

Starke Verkrampfungen der Muskulatur, die gefolgt werden von Stadien des scheinbaren Schlafes, der Apathie [Abgeschlagenheit, verminderte Gefühlserregbarkeit und sog. Delirien (tiefe Bewusstseinstrübungen)] sind uns bekannt. Das homöopathisch aufpotenzierte Arzneimittel in den Arzneimittelprüfungen am gesunden Menschen ergab viel differenziertere Symptome, die sich auf das Pferd übertragen lassen:

Merke: Bei Wirbelsäulenerkrankungen steht die *entzündliche Reizung* mit *Schwellung* und *Schmerzen* im Vordergrund. Heftige Reaktionen treten nur auf, wenn das Tier zu bestimmten Aktionen *gezwungen* wird.

Das Krankheitsbild entsteht sehr oft als Folge von großer Anstrengung mit starkem Schwitzen und dadurch bedingter Abkühlung.

Symptome beim Pferd

- Lebhafte, nervöse, leicht reizbare Tiere, aber ebenso ruhiges, stupides, dummkollerartiges Verhalten möglich.
- Fressunlust, großer Durst.
- Hals- und Nackenmuskulatur geschwollen und steif und vermehrt warm. Rücken und Schulterblätter scheinbar sehr schmerzhaft.
- Vordergliedmaßen werden nur unter großer Anstrengung bewegt.
- Sattellage und Hüftregion schmerzhaft, die Hintergliedmaßen werden nur angehoben und wenig vorgeführt.
- Die Muskulatur ist weniger verkrampft als verdickt (entzündliche Reizung). Die Pferde lassen sich nicht zur Arbeit zwingen, der Sattel darf aufgelegt und fest angezogen werden.
- Lautes Rufen und antreibende Maßnahmen lassen die Tiere in einen Dämmerzustand versinken.
- Die Temperatur kann erhöht sein.
- Die rechte Körperseite ist vorwiegend betroffen.

Modalitäten

Verschlimmerung	Besserung
• Sommerhitze • Nässe, Kälte • frische Luft, Zugluft • Berührung • nachts	• Kopf extrem hochziehen und Durchstrecken der Rückenmuskulatur und dabei Aufheben der Hinterhand • Wälzen • Satteln • Ruhe • Kühlen

Dosierung

Mittel	Dosierung
Belladonna D6	2–3 × täglich 10 Tropfen Dilution oder 10 Globuli
Noch besser Belladonna D30	10 Tropfen Dilution oder 10 Globuli in ½ Tasse Wasser auflösen und davon jede Stunde 10–20 Tropfen geben bis zur Besserung

Rhododendron

Rhododendron aureum, goldblättrige Alpenrose

Rhododendron ist ein Mittel, das nicht ganz so häufig angezeigt ist. Der Krankheitszustand ist nicht so akut ausgeprägt wie bei den vorangegangenen Mitteln.

Symptome beim Pferd

- Ängstlich, schreckhaft, stumpf, ruhig, dumm.
- Widerwillen gegen jede Form von Bewegung und Arbeit.
- Inappetenz und Durstlosigkeit.
- Schmerzen entlang der gesamten Wirbelsäule auf Druck und Berührung ohne Verkrampfung und Verspannung.
- Rhododendron gilt als „**Barometerarznei**":
  - Die Tiere spüren genau einen bevorstehenden Wetterwechsel und reagieren mit Verspannung der Wirbelsäule.
  - Das Pferd mag sich vor Wetterwechsel Regen, Sturm, Gewitter nicht bewegen.
  - Bei Regen sind alle Beschwerden weg.
- Die Muskulatur ist eher schlaff, aber druckdolent in der Umgebung der großen Gelenke (Schulter, Knie, Hüfte).
- Auch plötzliche Schmerzäußerungen im Bereich der Wirbelsäule beim Reiten können auftreten.

Modalitäten

Verschlimmerung	Besserung
• nachts • 2 Tage vor Wetterwechsel • Ruhe • warme Stallung und Eindecken	• mit Eintreten des sich ankündigenden Wetters • Bewegung • Schwitzen • Strahlen!

Dosierung

Mittel	Dosierung
Rhododendron D6	2× täglich 10 Tropfen Dilution oder 10 Globuli
Rhododendron D30	bei Bedarf 1× täglich 10 Tropfen Dilution oder 10 Globuli

Lachnanthes

Lachnanthes tinctoria, Wollnarzisse

Lachnanthes ist ein Mittel für schon länger bestehende oder rezidivierende (immer wiederkehrende) Beschwerden **besonders der Halswirbelsäule**. Es liegen Veränderungen in Form von **Spondylosen** usw. vor. Man setzt Lachnanthes ein sowohl für hartnäckige Verspannung und Schmerzen als auch zur Vorbeuge, um ein Fortschreiten der Beschwerden zu verhindern. Die Anwendung erfolgt daher in der Regel über längere Zeit.

Für akute Beschwerden kann oder muss gegebenenfalls eines der vorher genannten Mittel eingesetzt werden.

Symptome beim Pferd

- Rheumatoide Schmerzen der Nackenmuskulatur oder der seitlichen Halspartien – Torticollis.
- Steifigkeit und Kontraktion der Muskulatur.
- Schlimmer: durch Drehen des Kopfes, durch Seitwärtsbiegen des Halses.
- Das Pferd kann den Hals nicht zur kontrahierten Seite bewegen. Es lässt sich nur mit geneigtem Kopf und Hals reiten. Gelegentlich Akkommodationsstörungen der Vordergliedmaßen mit Stolpern und Nachschleifen. Oberhalb der Schulterblätter auch in der Sattellage Druckschmerz und sichtbare Verspannung.
- Das Pferd kann nicht locker gearbeitet werden.
  Spondylose, Spondylarthrosen, Transportverkühlung oder Zug, Verrenkung durch Sturz oder plötzliche Richtungsänderung!
- Die linke Seite ist häufiger betroffen.

Modalitäten

Verschlimmerung	Besserung
• Kälte, Zugluft • ständiges Reiten mit Entspannungsversuch • Überanstrengung	• Wärme • Einreibungen • massives Dehnen und Bewegen

Dosierung

Mittel	Dosierung
Lachnanthes D4, D6	1–2× täglich 10 Tropfen Dilution oder 10 Globuli

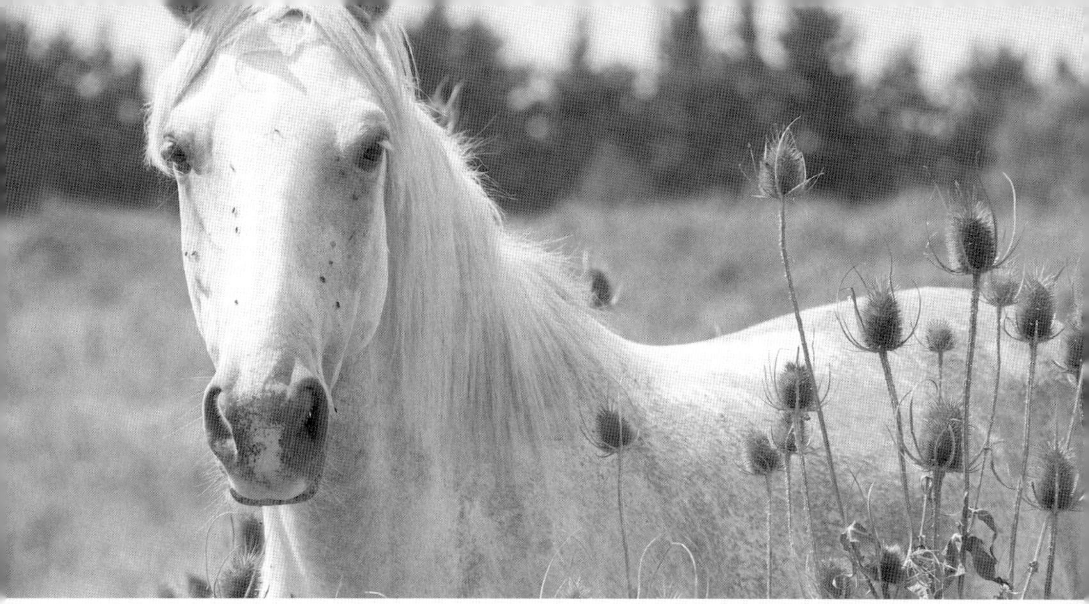

Teil V Therapie der Erkrankungen der Haut

10 Einführung

Hauterkrankungen haben für den Pferdehalter 3 wichtige Aspekte:

1. Der Pferdebesitzer entdeckt die Hauterkrankung relativ schnell.
2. Die Umgebung, andere Personen, bemerken die Hautveränderungen ebenso.
3. Das Pferd reagiert auf verschiedenste Art und Weise auf die Hauterkrankung.

Diese 3 Reaktionsweisen führen meist zu schnellem Aktionismus. Hausmittel, bewährte überlieferte Behandlungsmethoden, therapeutische Ratschläge aus „einschlägiger Literatur" und „hab' ich bei meinem Pferd auch schon gehabt" sind die ersten therapeutischen Maßnahmen. Stellt sich kein Erfolg ein, wird schließlich der Tierarzt zu Rate gezogen.

Einteilung der Hauterkrankungen	
Ekzeme	
Einteilung nach Aussehen des Ekzems	Rötung und Schwellung Pusteln und Papeln schuppenbildende Ekzeme eiternde Ekzeme
Sommerekzem	
Mauke	
Tumore der Haut	
Tumore sind Geschwülste, örtlich umschriebene Umfangsvermehrungen des Gewebes. Man unterscheidet gutartige **(benigne)** und bösartige **(maligne)** Tumore. Einige Neubildungen der Haut und der Unterhaut sowie des Bindegewebes werden in diesem Kapitel beschrieben.	
Papillom	Neubildung nach Infektion mit Papillomaviren verschiedener Spezies
Granulome und Fibrome	überschießende Reaktion des Granulationsgewebes nach Traumatisierung und langsam wachsende Bindegewebsgeschwulste
equines Sarkoid	
Melanom	

11 Ekzeme

11.1

Rötung und Schwellung

11.1.1 Ätiologie

Das Ekzem ist eine fleckförmige oder großflächige entzündliche Hauterkrankung. Es erscheint auf der äußeren Hautschicht und bei Abheilung entstehen keine Narben. Seine Ursache ist häufig allergischer Natur. Man unterscheidet akute und chronische Verlaufsformen.

Das Aussehen des Ekzems bietet für die Behandlung mit homöopathischen Arzneien einen entscheidenden Ansatz.

11.1.2 Therapie

Apis mellifica

Honigbiene

Apis ist die bewährte Arznei bei allen Rötungen und Schwellungen, die mit **Schmerzhaftigkeit** einhergehen.

Symptome beim Pferd

Art der Störung

- Großflächige Schwellungen der Haut mit Quaddelbildung.
- Ödeme.
- Rötung der gesamten Region.
- Igelförmig abgestellte Haare der betroffenen Stelle.
- Erhöhte Berührungsempfindlichkeit der geschwollenen Hautregionen.
- Allergische Hautreaktionen durch Lederfette, Sprays, Waschmittel, Insektenstiche.

Begleitende Beschwerden

- Ruhelosigkeit und Erschöpfung.
- Erhöhte Berührungsempfindlichkeit insgesamt.
- ödematöse Schwellung des Zahnfleisches.
- Trockenheit der Schleimhäute.

Modalitäten

Verschlimmerung	Besserung
• durch Wärme, Sonneneinstrahlung • Verbände, Rotlichtbestrahlung	• durch Kälte, kalte Umschläge • Kaltwasserbehandlung • kühlende Salben

Dosierung

Mittel	Dosierung
Apis mellifica D6	1–2 × täglich 10 Globuli oder 10 Tropfen

Lachesis

Lachesis muta, Buschmeisterschlange

Lachesis ist bewährt bei stark geröteten Hauterkrankungen, die auf eine **allergische Diathese** zurückzuführen sind.

Symptome beim Pferd

Art der Störung

- Starke Rötung der Haut.
- Vermehrte Wärmebildung und Wärmeausstrahlung.
- Stark berührungsempfindlich bei Annäherung und Berührung der Haare.
- Verfärbung dunkelrot bis violett.
- Starker Juckreiz nach Regen und Abwaschungen.

Begleitende Beschwerden

- Aphthen in den Schleimhäuten des Maules.
- Zunge geschwollen mit aphthösen Veränderungen.

Modalitäten

Verschlimmerung	Besserung
• durch Wärme, Sonneneinstrahlung • warme Stallungen und durch Salben	• durch Kälte, kalte Witterung • nach starkem Schwitzen

Dosierung

Mittel	Dosierung
Lachesis D8	1–2 × täglich 10 Globuli oder 10 Tropfen

11.2

Schuppenbildende Ekzeme

11.2.1 Therapie

Alumina

Aluminiumoxid, Tonerde

Alumina ist eine wichtige Arznei bei allen **schuppigen Hauterkrankungen.** Es werden massenhaft kleine Schuppen gebildet und abgestoßen.

Symptome beim Pferd

Art der Störung

- Trockene, zu Einrissen neigende Haut.
- Juckende Hautbezirke mit massenhafter Schuppenbildung.
- Einrisse in den Gelenkbeugen und im Bereich der Hufe und Kastanien.
- Trockene Abschilferungen von den Hufwänden und im Strahlbereich.

Begleitende Beschwerden

- Auffallend trockene Schleimhäute.
- Kotballen klein, fest und hart.
- Wenig Schleim im Kot.

Modalitäten

Verschlimmerung	Besserung
• durch Eindecken, Stallwärme • winterliche trockene Kälte	• frische Luft • durch mäßige Bewegung

Dosierung

Mittel	Dosierung
Alumina D 12	1 × täglich 10 Globuli oder 10 Tropfen
ältere Pferde: **Alumina D 30**	1 × pro Woche 10 Globuli oder 10 Tropfen

Sulfur

Sublimierter Schwefel

Merke: Sulfur hat sich bei allen akuten und *chronischen Hauterkrankungen* bewährt, in der Schulmedizin werden auch heute noch schwefelhaltige Salben und Linimente eingesetzt.

Symptome beim Pferd

Art der Störung

- Starker Juckreiz.
- Massive kleine Schuppenbildung.
- Intensive Schuppenbildung in den Haarwirbeln des Kopfes, der Augen, am Mähnenrand und am Schweifansatz.
- Starke Schuppenbildung auch in den Gelenkbeugen, vor allem der kleinen Gelenke.

Begleitende Beschwerden

- Stumpfheit des gesamten Felles.
- Stellenweise Haarausfall.
- Haarbruch, verzögerter Haarwechsel.

- Intensive Rötung um die Körperöffnungen herum (Auge, After, Nüstern, Lippenspalte).
- Morgendliche Durchfälle.

Causa

- Folge von Fehlernährung.
- Verdorbenes Futter.
- Nach Wurmkuren, Medikamenten, Impfungen.

Modalitäten

Verschlimmerung	Besserung
• durch Wetterwechsel und Nässe • Abwaschen; Abduschen; Abreiben	• Wärme, trockenes warmes Wetter • intensive Bewegung

Dosierung

Mittel	Dosierung
Sulfur D6	1–2 × täglich 10 Globuli oder 10 Tropfen
Sulfur D30	1 × pro Woche 10 Globuli oder 10 Tropfen

11.3

Eiternde Ekzeme

11.3.1 Therapie

Silicea

Kieselsäure

Silicea hilft bei allen **eitrigen Hauterkrankungen,** die eher chronisch rezidivierend verlaufen. **Eiternde Fisteln, schlecht heilende Operationswunden** und **Fremdkörper** sind eine Domäne für die potenzierte Kieselsäure.

Symptome beim Pferd

Art der Störung

- Pustulöse eitrige Hautveränderungen.
- Wundmachender Eiter.
- Haarverlust um die eiternden Bezirke.
- Chronische Eiterung mit dicken Borken.
- Bei Entfernung der Borken – blutend nässend.
- Juckende borkige Einrisse im Hals- und Kruppenbereich.

Begleitende Beschwerden

- Eitrige **Kronsaumgeschwüre**.
- Strahlfäule, nach Aas stinkend.
- rezidivierende Hufabszesse, vor allem an weißen Füßen.

- Jede kleine Verletzung hat starke Eiterung zur Folge.
- Bindehautentzündung eitrig mit wundmachenden Tränen.
- Steifheit der Gliedmaßen, muss sich einlaufen.
- Lymphdrüsenschwellungen.

Modalitäten

Verschlimmerung	Besserung
• Kälte, Winter, Nässe	• Wärme, Eindecken, Gamaschen

Dosierung

Mittel	Dosierung
Silicea D 12	1 × täglich 10 Globuli oder 10 Tropfen
Silicea D 30	1 × wöchentlich 10 Globuli

Hepar sulfuris

Kalkschwefelleber

Hepar sulfuris ist eine von *Hahnemann* entwickelte Arznei aus Austernschalenkalk und Schwefelblumen. Die Arznei hat sich bei der Beschleunigung von **Eiterprozessen** und der Reifung von **Abszessen** bewährt.

Symptome beim Pferd

Art der Störung

- Nicht wundmachende Eiterungen der Haut und Schleimhaut.
- Eiterungsprozesse an den unterhautbindegewebearmen Stellen.
- Juckende, schmerzende Hautveränderungen (ständiges Kratzen und Scheuern).
- Blutende Stellen scheinen nicht mehr zu jucken.
- Alle Sekrete riechen intensiv nach verfaulendem Fleisch.

Begleitende Beschwerden

- Schleimhautkatarrhe eitrig serös.
- Zahnfleisch geschwollen und bei Berührung leicht blutend.
- Aphthen an den Zungenseiten und der Mundschleimhaut.
- schleimige saure Durchfälle.
- **Rezidivierende Hufabszesse.**
- **Kronsaumentzündungen** mit Berührungsschmerz.
- Schwitzen und Nachschwitzen.

Modalitäten

Verschlimmerung	Besserung
• feuchtes Wetter, trockene Kälte	• Wärme, warmes Wetter
• Berührung, nachts, Lüftung	• überwarme Ställe

Dosierung

Mittel	Dosierung
Hepar sulfuris D 8	1 × täglich 10 Globuli oder 10 Tropfen
Hepar sulfuris D 30	1 × wöchentlich 10 Globuli

Merke: Niedere Potenzen fördern die Eiterung, hohe Potenzen verhindern sie!

12 Pusteln und Papeln

12.1

Therapie

Cantharis

Lytta vesicatoria, Spanische Fliege

Cantharis ist eine bewährte Arznei für alle Erkrankungen, die mit Bläschen und Blasenbildung einhergehen. Bei **Verbrennungen** 1. bis 3. Grades, hat sich diese Arznei ganz besonders bewährt.

Symptome beim Pferd

Art der Störung

- Starke Schmerzhaftigkeit mit erhöhtem Juckreiz.
- Bläschen und Blasenbildung mit äußerster Berührungsempfindlichkeit.
- Bläschen laufen zu größeren Blasen zusammen.
- Bildung von großen Sekretmengen.
- Neigung zu Kratzen und Scheuern.

Begleitende Beschwerden

- Entzündungen im Bereich der Mundschleimhäute.
- Aufnahme von großen Mengen Wassers.
- Kolikoforme Darmbeschwerden mit Diarrhö.
- Gehäufter Harnabsatz.

Causa

- Verbrennungen.
- **Sonnenbrand**.
- Allergische Reaktion auf Pflegemittel.

Modalitäten

Verschlimmerung	Besserung
• Berührung, Abdecken • Bewegung	• durch Ruhe und kühlende Salben

Dosierung

Mittel	Dosierung
Cantharis D6	1–2× täglich 10 Globuli oder 10 Tropfen

Rhus toxicodendron

Giftsumach

Rhus toxicodendron hat sich bei **allergischen Hauterkrankungen** bewährt, die mit **pustulösen Ausschlägen** einhergehen.

Symptome beim Pferd

Art der Störung

- Stark juckende rote Hautbezirke.
- Pusteln und Bläschen.
- Nässende Hautregionen mit starkem Juckreiz.
- Bläschen im Unterbauchbereich und den Gliedmaßen.
- Leicht ödematöse Schwellungen am Kopf um die Augen herum.
- Schwellungen im Bereich der Lippen und der Nüstern.

Begleitende Beschwerden

- Auffällige Unruhe.
- Vermehrter Bewegungsdrang.
- Wechselnde Lahmheiten.
- Blähungen mit Abgang von vermehrtem Flatulenzen.

Causa

- Aufnahme von allergiesierenden Pflanzen.
- Berührung mit allergiesierenden Pflanzen.

Modalitäten

Verschlimmerung	Besserung
• durch Kälte, kalte Zugluft • kaltes Wasser, Regen • Ruhe	• durch Wärme, warmen Stall • Rotlicht und Eindecken • durch Bewegung

Dosierung

Mittel	Dosierung
Rhus toxicodendron D 8	1–2 × täglich 10 Globuli oder 10 Tropfen

Urtica urens

Brennessel

Urtica urens ist bewährt bei **allergischen Hautreaktionen**, die durch Pflanzen ausgelöst werden.

Symptome beim Pferd

Art der Störung

- **Nesselsucht,** wie man sie aus der Berührung mit der Brennnessel kennt.

- Stark juckende Hautbezirke nach Kontakt mit Büschen und Bäumen.
- Stecknadelkopfgroße Pusteln.
- Pustulöse Ausschläge am Unterbauch nach Kontakt mit gespritztem Getreide.
- Geschwollene Augenlider.

Begleitende Beschwerden

- **Lahmheit** durch Entzündung und Schwellung des Kronsaumes.

Causa

- Allergien durch Pflanzen und andere Substanzen wie z. B. Huffett, Lederfett, Spritzmittel oder Desinfektionsmittel.

Modalitäten

Verschlimmerung	Besserung
• durch Nebel, Schnee, Regen • Abwaschen mit kaltem Wasser	• durch Sonne, trockenes Wetter • trockene Wärme, Rotlicht

Dosierung

Mittel	Dosierung
Urtica urens D6	1–2 × täglich 10 Globuli oder 10 Tropfen

13 Sommerekzem

13.1 Ätiologie

Synonyme

Sommerräude, Hitzeausschlag, Schweißekzem

Rassedisposition

Isländer, Norweger, Kreuzungsprodukte, inzwischen werden Weidepferde fast aller Rassen betroffen.

Ursachendiskussion

1. Allergisches Ekzem durch den Biss der Kriebelmücke (Culicuides spp.)
2. Pflanzen als auslösende Ursache: Wiesenschaumkraut, spezielle Gräser, Weide, Bärenklau
3. hereditäre Belastung

Prädilektionsstellen

Mähne, Widerrist, Schweif, dorsale Körperpartien

Pathologisches Geschehen

- Papulöses Ekzem → Exsudation → starker Juckreiz.
- Exsudat → Schuppenbildung → Verschmutzung → krustöses Ekzem.
- Scheuern → Kratzen → Beißen.
- Haarbruch, Alopezie.
- Sekundärinfektionen durch physikalische Schädigung tieferer Hautschichten.
- Chronische Dermatitis mit Hyperpigmentierung, Alopezie und Hyperkeratose.

13.2 Therapie

13.2.1 Folge von Insektenstichen

Bei Insektenstichen sind folgende Arzneien angezeigt:

- **Apis mellifica** (► S. 127)
- **Ledum** (► S. 163)
- **Urtica urens** (► S. 134)
- **Silicea** (► S. 130)

13.2.2 Linderung augenblicklicher Beschwerden

Cardiospermum halicacabum

Herzsame – Ballonpflanze

Cardiospermum wurde ursprünglich von *Constantin Hering* in die Homöopathie eingeführt, erst im Jahre 1954 entdeckte *Dr. Willmar Schwabe* im Kongo die Arznei neu. Die Eingeborenen verwandten die Pflanzenauszüge bei chronischen Atemwegserkrankungen und Rheumatismus. Bei einigen Menschen löste der Umgang mit der Pflanze allergische Hautreaktionen aus. Die ätherischen Öle in den Samen der Pflanze vertreiben Insekten.

Symptome beim Pferd

Art der Störung

- Starker Juckreiz, massenhaft Schuppen in den Langhaarbereichen.
- Hautverletzungen durch Scheuern, Kratzen und Beißen.
- Entzündete eitrige Hautbezirke.
- Pustulöse, juckende Ekzeme am Mähnenansatz.
- Quaddeln und Papeln am ganzen Körper.
- Allergische Urtikaria nach Insektenstichen.
- Reaktionen auf Lederfette und Fellpflegemittel.

Begleitende Beschwerden

- Weißlicher Nasenausfluss.
- Husten nach Belastung.
- Wechselnde akute Gelenkentzündungen mit Lahmheit.

Causa

- **Insektenstiche.**
- Sonnenbestrahlung.

Modalitäten

Verschlimmerung	Besserung
• Sommer, Sonne	• Herbst, Winter

Dosierung

Mittel	Dosierung
Cardiospermum D6–D8	1–2 × täglich 10 Globuli oder 10 Tropfen

Zur Linderung des akuten Juckreizes und der Eiterungen kann kurzfristig eine **Cardiospermum-Salbe** aufgetragen werden.

Hinweis

Zur Ergänzung noch einige „kleinere" Arzneien, die sich bei starkem Juckreiz mit intensiver Eiterung bewährt haben.

- **Hydrocotyle asiatica D6–D12**
- **Heracleum sphodylium D6**
- **Mezereum D6**

Psorinum

Nosode aus einem Krätzebläschen

Psorinum wurde schon zu *Hahnemanns* Zeiten bei „unheilsamen" Hauterkrankungen eingesetzt. Die Arznei sollte nur nach einer miasmatischen Anamnese zum Einsatz kommen. Das Sommerekzem ist in der Regel der Psora oder der Tuberkulinie zuzuordnen, daher eignet sich der Einsatz von Psorinum bei der folgenden Symptomatik.

Symptome beim Pferd

Art der Störung

- Heftiger Juckreiz im Langhaarbereich und in der Rückenlage.
- Schuppen im gesamten Haarkleid.
- Schuppen eher fettig ölig.
- Mähne, Schweifbereich und Köthenhaare verklebt.
- Saurer, aashafter Geruch des Fells.
- Eiterung Pusteln und Bläschen am gesamten Stamm.
- Quaddeln und Frieseln in Gelenknähe.
- Blasen und Pusteln in den Fesselgelenkbeugen und am Kronsaum.
- Eitrig unterminierte Krusten und Schorf.

Begleitende Beschwerden

- Chronisch rezidivierende Bronchitis.
- Zäher gelbweißer Schleim aus den Nüstern.
- Einseitiger Nasenausfluss eitrig, stinkend.
- Eiterpusteln an der Nüsternschleimhaut.
- Vergrößerte derbe Lymphknoten.
- Blähbauch mit Flatulenzen, Kolikneigung.
- Kleine feste Kotballen oder breiige Konsistenz.

Causa

- Allergische Reaktionen.
- **Insektenstiche.**
- Hereditäre Belastung.

Modalitäten

Verschlimmerung	Besserung
• Kälte, Sturm, Wetterwechsel – warm auf kalt • starke Sonnenbestrahlung, nachts	• Wärme, Sommer • Ruhe, Futteraufnahme

Dosierung

Mittel	Dosierung
Psorinum D 30	1 × wöchentlich 10 Globuli
Psorinum D 200	1 × monatlich 10 Globuli

14 Mauke – ekzematöse Dermatitis

Die Mauke ist eine ekzematöse Hauterkrankung in den unterschiedlichsten Formen. Die Erkrankung geht in der Regel mit einem ausgeprägten Juckreiz einher. Am häufigsten sind die Fesselbeugen der Hintergliedmaßen betroffen. Anfangs bestehen Rötung und Schwellung sowie der Juckreiz, später kommt die Sekretion, die Verkrustung, die Verdickung und Sklerose der Haut hinzu. Im Hautgeschabsel werden häufig Chorioptesmilben nachgewiesen.

14.1 Ätiologie

- Vakziniavirus mit nachfolgender Sekundärinfektion durch Chorioptesmilben
- **Mykosen**
- Fusobakterium necrophorum – führt zur Brandmauke durch gangränöse Veränderungen

Nach dem **Aussehen** kann man einige Typen einteilen:
1. Dermatits pustulosa
2. Dermatitis crustosa
3. Dermatitis squamosa
4. Dermatitis verrucosa

14.1.1 Vorkommen der Erkrankung und auslösende Ursachen

- Rassedisposition zu Kaltblutpferden, Norweger, Isländer, Friesen und eher hellhäutigeren Pferden (fuchsfarbenen etc.).
- Weiße Füße sind bevorzugt betroffen.
- Folge von Impfungen.
- Schlempefütterung.
- Unhygienische Aufstallung.
- Eiweißreiche Fütterung.
- Intensive Antibiose.

14.2 Therapie

Maukebefallene Pferde verlangen nach einer sehr gründlichen Anamnese:
- Häufig tritt die Mauke als Stellvertretererkrankung auf.
- Häufig wechseln sich chronische Erkrankungen der Lunge mit der Haut ab.
- Unterdrückung der Mauke z. B. durch Salbenbehandlung aktiviert die chronische obstruktierende Bronchitis.
- Die erfolgreiche Behandlung einer chronischen Krankheit bringt die Mauke häufig zum Vorschein.

Zincum metallicum

Zink

Zink gehört zu den wichtigen Spurenelementen des pflanzlichen und tierischen Organismus. Die Arznei ist gut geprüft von *Hahnemann* und seinen Schülern.

Symptome beim Pferd

Art der Störung

- Pusteln und Papeln in der Fesselbeuge.
- Starker Juckreiz führt zu ständigem Scharren.
- Schlagen gegen die Stallwände und den Fußboden.
- Dicke große Schuppen.
- Abblättern der Haut und Haare im Fesselbereich.
- Feuchtes, stinkendes Sekret verklebt das Köthenhaar.
- Ödematöse Schwellung der betroffenen Gliedmaße.

Begleitende Beschwerden

- Katarrhalische Beschwerden der Schleimhäute.
- Kolikoforme Darmbeschwerden mit Diarrhö.
- Zittern der Gliedmaßenmuskulatur nach den Lektionen.
- Nächtliche Unruhe, die Einstreu ist stellenweise kleingetreten.
- Belecken der steinernen Stallwände.

Causa

- Futterumstellung.
- Hygienedefizite.
- Unterdrückung von akuten oder chronischen Krankheiten.

Modalitäten

Verschlimmerung	Besserung
• durch intensives Arbeiten • nach dem Fressen	• Ruhe • durch Harn und Kotabsatz

Dosierung

Mittel	Dosierung
Zincum metallicum D 30	2 × wöchentlich 10 Globuli oder 10 Tropfen

Malandrinum

Nosode aus den krustösen Veränderungen der Pferdemauke

Malandrinum wurde um 1900 in den USA an ca. 600 Personen geprüft. Die Hauptbeziehung ist die Haut, vor allem Hautveränderungen nach Impfungen.

Symptome beim Pferd

Art der Störung

- Stark juckende Erytheme.
- Haut fettig, ölig, feucht.
- Pustulöser Ausschlag.
- Leicht nässendes Exanthem.
- Eitriges blutiges Sekret.
- Krustenbildung bis zum Kronsaum.
- Dicke starre Haut in der Fesselbeuge.
- Hauteinrisse mit Blutung und anschließender Schorfbildung.

Begleitende Beschwerden

- Kronsaumentzündung.
- Strahlfäule jauchig stinkend.
- Einrisse in den Lippen.
- Haarkleid ölig, pappig, verklebt und muffig riechend.
- Ödemneigung an Brust, Unterbauch und an den Gliedmaßenenden.
- Exostosen an den Gesichtsknochen und den Beinen.

Causa

- Folge von Impfungen.
- Folge von Narkosen.
- Folge von Unterdrückungen akuter Krankheiten.

Modalitäten

Verschlimmerung	Besserung
• kalte Waschungen • rasante Bewegungen	• trockene Verbände • Ruhe

Dosierung

Mittel	Dosierung
Malandrinum D 30	1 × wöchentlich 10 Globuli oder 10 Tropfen

15 Papillome

15.1

Ätiologie

Aussehen

- Blumenkohlartige Warzen, filiforme Warzen, flache, breit aufsitzende Warzen, derbe intrakutane perlige Knötchen (Warzen), Dellwarzen.
- Juvenile Verrucae planae.
- Singulär oder multipel auftretend, gruppenbildend.

Prädilektionsstellen

- Oberlippe, Unterlippe, Nüstern (Jungtiere).
- Ohren, Augenlider, Kopf.
- Gliedmaßen, Genitalregion, Rumpf.

Begleitende Beschwerden – Concomitantes

- Jucken:
  andauernd
  gelegentlich
  nicht juckend
- Bluten:
  dauernd
  gelegentlich
  nicht blutend
  bei Berührung
- Schmerzen:
  vorhanden
  schmerzlos

15.2

Therapie

Acidum nitricum

Salpetersäure

Die Salpetersäure wirkt bei Kontakten mit der Haut stark ätzend, es kommt zu leicht blutenden Wunden, die sich zu schlecht heilenden Geschwüren entwickeln. Häufigere Kontakte mit verdünnter Salpetersäure färben die Haut gelblichgrau, rufen Blasenbildung hervor und lösen schmerzhafte Entzündungen aus.

Symptome beim Pferd

Art der Störung

- Fadenförmige, gestielte Warzen.
- Breitflächig, blumenkohlartige Formen auch möglich.
- Verhornte aber auch fleischige Konsistenz.
- Lieblingssitze: im Bereich der Geschlechtsorgane, des Afters und allen Körperöffnungen, die mit Schleimhaut ausgekleidet sind.
- Bei Jungtieren oder noch Zahnenden im Bereich der Mundhöhle.
- Nach Behandlungsversuchen (Abbinden, Ausbrennen, Wegätzen) – Verbreitung der Papillome über die gesamte Körperoberfläche möglich.
- Bei Berührung, Satteln, Striegeln, Halfterkontakt usw. leichte Blutungen.
- Die Warzen scheinen nicht zu jucken, aber gelegentliche Abwehrbewegungen bei Berührungen lassen Schmerzhaftigkeit vermuten.
- Die Papillome treten eher in kleinen Gruppen auf.
- Solitäre, gestielte Warzen am Unterbauch oder am Stamm.

Begleitende Beschwerden

- Dünner Kot bei gehäuftem Absatz vor Ereignissen (Turniere, Transport, Satteln).
- Chronische Schleimhautentzündungen.
- Unverhältnismäßige Schweißbildung vor allem in Ruhephasen.
- Strahlfäule, Exostosen durch Schlag oder Stoß.

Modalitäten

Verschlimmerung	Besserung
• Kälte, feuchte Kälte, Wetterwechsel • Berührung, Halfter, Sattel, Sporen • nachts, arbeitsfreie Tage	• trockenes, warmes Wetter • feste Eindeckung • kontinuierliche Arbeit

Dosierung

Mittel	Dosierung
Acidum nitricum D 30	1–2 × wöchentlich 10 Tropfen Dilution oder 10 Globuli

Thuja occidentalis

Abendländischer Lebensbaum

Thuja ist ein wohlbekanntes und vielfach angewandtes Warzenmittel. Hahnemanns wichtigstes Antisykotikum und er empfahl sogar eine äußerlich anwendbare Tinktur bei hartnäckigem Warzenbefall. (Chronische Krankheiten, Sykosis.)

Symptome beim Pferd

Art der Störung

- Fleischige, rötlich umränderte Warzen.
- Glatte oder rissige Oberfläche mit reichlich verhornter Schicht.

- Blumenkohlförmige Gebilde verschiedenster Größen.
- Lieblingssitze: um die Körperöffnungen im Kopfbereich, Unterlippe, Augenlider, Nüstern, vulvoanale Region, Schlauchbereich mit Unterbauch und den dünnhäutigen Bezirken.
- Behandlungsversuche operativer Art führen zur flächenhaften explosionsartigen Ausbreitung.
- Die Blutungsneigung ist gering, es treten jedoch häufige Scheuerversuche auf. Juckreiz, vor allem nachts in der Box oder bei Koppelgang.

Begleitende Beschwerden

- Gelblich grünliche Sekrete aus der Nase, den Augen, der Scheide, Schlauch.
- Vermehrte Krustenbildung am Präputium oder im ventralen Schamwinkel.
- Blähungen, Verstopfungsneigung, viel Kotwasser und reichlich Flatulenzen.
- Mähne und Fell fettig, ölig, verklebt.
- Mangelhaftes Hufhornwachstum, Kastanien rissig, gelegentlich blutend.

Modalitäten

Verschlimmerung	Besserung
• Ruhe, Kälte, Nässe • Gewitter, Impfungen	• Wärme, trockene Witterung • mäßige Bewegung, Schwitzen

Dosierung

Mittel	Dosierung
Thuja occidentalis D30	1–2 × wöchentlich 10 Tropfen Dilution oder 10 Globuli

Castor equi

Kastanie der Gliedmaßen des Pferdes

Castor equi wird aus den oberen Hornschichten der Kastanie unter Verreibung gewonnen. Es entsteht ein moschusartiger Geruch bei der Herstellung.

C. Hering hat die Arznei geprüft, im Mittelalter hat schon *Dioscorides* die Arznei bei Epilepsie eingesetzt.

Symptome beim Pferd

Art der Störung

- Trockene rissige borkige Warzen.
- Die oberen Schichten schilfern leicht ab oder lassen sich abziehen.
- Sie treten eher solitär und breitflächig auf.
- Die Umgebung des Papilloms ist verdickt oder geschwollen und gelegentlich druckschmerzhaft.
- Die Tumore entstehen in der Regel durch permanente Schädigung (Druck, Scheuern) der Hautregion, Sattel, Sattelgurt, Halfter, Gamaschen, Deckengurtverschlüsse etc.

Begleitende Beschwerden

- Schlechtes Hufhornwachstum – **Krüppelhufe, Kronsaumentzündung**
- Trockener brüchiger Strahl, Verspannungen der Rückenmuskulatur im Ileosakralgelenkbereich mit großer Schmerzhaftigkeit

Dosierung

Mittel	Dosierung
Castor equi D8	1 × täglich 10 Tropfen der Dilution oder 10 Globuli

16 Granulome und Fibrome

16.1 Aussehen

Fühlbare, weiche, verschiebliche Knoten von variabler Größe oder eher derbe nicht verschiebliche größenvariable Gebilde, beide Tumore erheben sich über der Hautoberfläche und stellen damit einen ständigen Reibungspunkt mit den Pferdeausrüstungsgegenständen dar.

Schmerzhaftigkeit oder Juckreiz können in den seltensten Fällen nachgewiesen werden, punktueller Druck kann gelegentlich zu Abwehrreaktionen führen.

Granulome in der Sattellage führen nicht selten zu Satteldruckstellen mit Verletzung der Hautoberfläche und zu **eiternden Wunden**.

16.2 Therapie

Silicea

Kieselsäure

Die potenzierte Kieselsäure hat sich bei eher weichen verschieblichen **Hauttumoren** mit Verhärtung der darüberliegenden Hautpartie und eventuell auftretenden eiternden Hautverletzungen als sehr nützlich erwiesen.

Symptome beim Pferd

Art der Störung

- Weiche verschiebliche Tumore des Unterhautbindegewebes.
- Haarausfall im Tumorbereich.
- Verfärbung der Hautpartie über dem Tumor ins Schwarze, bei Schimmeln ins Dunkelrote.
- Rezidivierende Schuppenbildung oder Krustenbildung der Haut über dem Tumor.
- Druckdolenz; die üblichen Pflegemaßnahmen ohne Reaktion.

Begleitende Beschwerden

- Stinkende Strahlfäule.
- Brüchiges Hufhornwachstum.
- Abszesse an den Injektionsstellen, vor allem nach Impfungen.
- Abmagerung trotz reichlichen Futters.
- Fehlende Konzentration und Merkfähigkeit gelernter Lektionen.
- Mangel an Durchsetzungsvermögen, Rangordnungsprobleme.

Causa

- Folge von steter punktueller Hautbelastung.
- Scheuerstellen.
- Druckstellen
- Wiederholte Stoßbelastung (Sporeneinsatz).
- Neigung zu Verletzung der Haut über dem Tumor.
- Eiternde Satteldrücke.

Modalitäten

Verschlimmerung	Besserung
• Zugluft, Kälte, Nässe • starker Druck, Verbände	• Wärme, warmes Eindecken • warmes Wasser, hyperämisierende Einreibungen, Ruhe

Dosierung

Mittel	Dosierung
Silicea D 30	2 × wöchentlich 10 Tropfen oder 10 Globuli

Calcium fluoratum

Kalziumfluorid, Flussspat

Calcium fluoratum wirkt regulierend auf den Kalziumstoffwechsel, die Arznei für knotige, derbe, harte **Bindegewebsveränderungen.**

Symptome beim Pferd

Art der Störung

- Feste, derbe Knoten des Unterhautbindegewebes.
- Unverschieblichkeit des Tumors.
- Lederhaut, Krusten; Hyperkeratinisierung im Tumorbereich.
- Starres, unnachgiebiges Narbengewebe nach Operationen.
- Schmerzhaftigkeit auf leichten Druck, beim Striegeln, vor allem beim Satteln.
- Satteldruck ohne Eiterung, jedoch mit stinkendem blutigen Sekret.
- Schlechte Heiltendenz.

Begleitende Beschwerden

- Zwanghufe, Gliedmaßenfehlstellungen.
- Trockenes, sprödes, verzögertes Hufwachstum.
- Rezidivierende Zahnprobleme.
- Abmagerung trotz reichlichen Futters.
- Starkes Nachschwitzen, leicht erschöpft.
- Neigung zu multiplen Exostosen nach Schlag und Stoß.
- Eifersüchtig, nachtragend, nimmt keine Paraden an.

Causa

- Satteldruck.
- Verspannungen der Muskulatur.
- Muskelfaserrisse, Traumata der Muskulatur (Stoß, Schlag, Überbelastung).

Modalitäten

Verschlimmerung	Besserung
• Sonne, Wärme, Hitze (Sommer) • Druck, Berührung • Eindecken, Gamaschen	• trockene Kälte, Winter • kühlende Verbände • kalte Abwaschungen

Dosierung

Mittel	Dosierung
Calcium fluoratum D 30	1–2 × wöchentlich 10 Globuli oder 10 Tropfen

Lapis albus – Calcarea silico fluorica

Gneis aus Bad Gasteiner Mineralquelle

Lapis albus, der weiße Stein, wird aus der Mineralquelle in Bad Gastein gewonnen.

Grauvogel heilte mit dieser Arznei viele Fälle von **Struma, verhärteten Lymphknoten** nach TBC und einige Tumore von Mammae und Uterus. Die Inhaltsstoffe macht uns der Name Calcarea silico fluorica deutlich. Beide vorher beschriebenen Arzneimittel sind in diesem Komplex enthalten. Die pathologischen Symptome und Zeichen vereinen sich in diesem Bild.

Symptome beim Pferd

Art der Störung

- Feste, derbe Knoten wechseln sich ab mit weichen, schwammigen Verdickungen, beide sind nicht verschieblich!
- Die Haut über den Tumoren ist haarlos lederartig.
- Krusten, Hyperkeratose, Schuppenbildung.
- Eröffnete Hautareale entzünden sich eitrig und heilen sehr schlecht ab.
- Alle derben Knoten sind schmerzhaft, alle weichen sind schmerzlos.

Begleitende Beschwerden

- Bockhufe, Hornwachstumsstörungen.
- Strahlfäule, Kronsaumentzündungen, Hufgeschwüre.
- Lymphknotenvergrößerungen mit Abszedierungsneigung.
- Nymphomanes Verhalten in der Rosse.
- Kolikneigung in der Rosse.
- Gynäkomastie.
- Abmagerung trotz ausreichender Ernährung.

Causa

- Druck, Stoß, Dauerbelastung.
- Muskelverspannungen, Muskelrisse etc. siehe oben.

Modalitäten

Verschlimmerung	Besserung
• Wärme, warme Ställe, Sonnenhitze • Ruhe, Ruhephasen im Training, Wochenenden	• Kühle, trockene Kälte • kontinuierliche Bewegung

Dosierung

Mittel	Dosierung
Lapis albus D 12	1 × täglich 10 Globuli oder 10 Tropfen

17 Equines Sarkoid

17.1

Ätiologie

- Das equine Sarkoid ist neben den Papillomen der häufigste Tumor des Pferdes.
- Der Erreger ist das bovine Papillomavirus I und II.
- Die Prädilektionsstellen sind: der Kopf, die ventrale Bauchwand, der bemuskelte Teil der Gliedmaßen, im übrigen kann das Sarkoid am gesamten Stamm auftreten.
- Die Diagnose wird durch die Histologie gestellt.
- Differenzialdiagnosen: Papillomatose, Dermatomykose, Alopecia areata, Pyodermie, Plattenepithelkarzinom.

Nach dem **Aussehen** kann man in 3 Typen einteilen:
1. Warzige oder verruköse Form
2. flache Form
3. fibroblastische Form

Vorkommen (Auftreten) der Tumore:
- solitär
- multipel
- nicht metastasierend
- wucherndes Wachstum nach chirurgischen Eingriffen

17.2

Therapie

BCG-Nosode

Es handelt sich um die potenzierte Nosode des BCG-Impfstoffes für den Menschen.

A. Calmette und *G. Guerin* entwickelten den Impfstoff aus abgeschwächten lebenden Tuberkelbakterien. Lange Zeit wurden die neugeborenen Kinder mit diesem Impfstoff in den ersten Lebenstagen versorgt. An der Impfstelle traten in früheren Zeiten gelegentlich Hautveränderungen (Erythema nodosum) auf, die eine Ähnlichkeit mit denen des equinen Sarkoids aufweisen.

Der holländische Tierarzt *Wim Klein* hat BCG-Impfstoffe unter die Sarkoide injiziert.

Symptome beim Pferd

Art der Störung

- Knoten scharf abgegrenzt, aber auch infiltratives Wachstum möglich.
- Region um den Knoten druckdolent.
- Ringförmig, kleinknotig, großknotig.
- Verfärbung – Hyperpigmentierung der betroffenen Region.

- Schubweise auftretende rundliche bis ovale Sarkoide.
- Periodisches Wachstum (Frühjahr Herbst).
- Häufig mit Schwellung des örtlichen Lymphknotens.
- Rezidivneigung nach Operationen.

Begleitende Beschwerden

- **Lymphknotenabszesse**
- Wechsel zwischen Obstipation und Diarrhö.
- Akute Gelenkentzündungen.
- Gewichtsverlust.
- Fieberhafte Bronchitiden.

Dosierung

Mittel	Dosierung
BCG Nosode D 30	1 × pro Woche 10 Globuli oder 10 Tropfen, initial 2,0 ml s. c. in der Nähe des Sarkoids

Hinweis

Als weitere tuberkulinische Nosoden kommen noch in Betracht:

- Tuberculinum, Bacillinum, Variolinum.

Kalium jodatum – Kalium hydrojodatum

Jodkali

Kalium jodatum wird in der Veterinärmedizin als Polychrest eingesetzt. Die bekannte Wirkung von Jod auf Haut, Schleimhaut, Drüsengewebe und die bewährte Arzneiwirkung von Kalium auf Zellstrukturen und Herz-Kreislauf-System hat die Arznei für die Tierärzte unentbehrlich gemacht.

Symptome beim Pferd

Art der Störung

- Infiltratives flächengreifendes Wachstum.
- Tief gefurchte rissige Oberfläche.
- Blutungsneigung bei leichter Berührung, Pflegemaßnahmen, Überanstrengung.
- Umgebung ödematös geschwollen.
- Umgebende Hautbezirke brechen auf und sezernieren.
- Rasantes Wachstum nach Manipulationen.
- Operationswunden wollen nicht heilen – Hypergranulation.
- Knoten eher weicher, kammerbildend.

Begleitende Beschwerden

- Verstärktes Hornwachstum (Huf, Kastanie).
- Ekzeme im Genitalbereich.
- Ausfluss aus Scheide und Schlauch wundmachend.
- Gelbeitriger Nasenausfluss mit Schleimhauterosionen.

- Chronische Bronchitis.
- Chronische Mastitis.
- Rezidivierende Karbunkel, Lymphknotenabszesse.

Causa

- Unterdrückung von Lungenerkrankungen.
- Entnahme von Hautbiopsien.
- Dauerschädigung der Haut durch Druck etc.
- Intrakutane Injektionen

Modalitäten

Verschlimmerung	Besserung
• Kälte, Nässe und deren Kombination • Ruhe, nachts	• moderate Wärme • stete leichte Bewegung

Dosierung

Mittel	Dosierung
Kalium jodatum D12	1 × täglich 10 Tropfen oder 10 Globuli
Kalium jodatum D30	1 × pro Woche 10 Tropfen oder 10 Globuli

18 Melanom

18.1 Ätiologie

- Häufigster Tumor bei Schimmeln, auch bei Pferden mit vorwiegend weißer Hautfarbe.
- Eine erbliche Disposition ist in jedem Falle zu diskutieren. Es erkranken vorwiegend ältere Pferde.
- Die Melanome haben bestimmte Prädilektionsstellen:
  Schweifunterseite, vulvoanale Region, Präputium, Penis, Kopf, Hals-Schulterbereich
- **Diagnostik:** am sichersten ist die Biopsie, Prädisposition (Alter, Schimmel).

Nach dem **Aussehen** kann man 3 Typen einteilen:
1. kleine derbe, anfangs verschiebliche Verdickungen oder Knoten
2. flächenhafte, harte Tumore, die mit dem Untergrund verwachsen sind
3. scirrhöses Wachstum

Vorkommen der Tumore:
- solitär
- multipel
- Metastasierung im Hautbereich oder innerer Organe
- rasantes Wachstum und Metastasierung nach Operationen oder Biopsien

18.2 Therapie

Eine umfassende primär- und sekundär-miasmatische Anamnese ist bei solchen einseitigen Krankheiten erforderlich. Hier hilft auch keine akribische Repertorisation. Die Pathologie und der pathologische Prozess weisen den Weg zur erforderlichen Arznei.

Die Heilung des Krebsgeschehens gelingt sehr selten, aber eine Verbreitung und Vergrößerung der Tumore kann mit homöopathischen Arzneien verhindert werden.

Condurango

Cundurango, Gonolobus cundurango

Condurango wurde von *Dr. Bliss* in die Krebstherapie eingeführt. *Clotar Müller, Burnett* u. a. heilten oder brachten verschiedene „Hautkrebse" zum Stillstand.

Symptome beim Pferd

Art der Störung

- Kleine derbe Knoten.
- Verschiebliche flächige Verdickungen der Unterhaut.

- Flächige, unverschiebliche, starre Tumore.
- Gut abgegrenzte, fest verankerte Tumore.
- Schlecht abgegrenzte infiltrativ wachsende Verdickungen.
- Gelegentliche Schwellung des zugeordneten Lymphknotens.
- In Schüben (Herbst, Frühjahr, Rosse) auftretendes Wachstum.

Begleitende Beschwerden

- Ständig wechselnde Kotkonsistenz (sehr harte Ballen mit dünnem Brei).
- Vermehrte Kotwasserausscheidung.
- Einrisse und Fissuren am Anus.
- „Unheilsame" Einrisse im Lippenwinkel.
- Rötung und Wundheit an den Nüstern (Übergang Haut- Schleimhaut).

Dosierung

Mittel	Dosierung
Condurango D8, D12	3 × wöchentlich 10 Tropfen oder 10 Kügelchen

Sepia

Sepia officinalis, Tintenfisch

Sepia ist eine „Meeresarznei" mit den verschiedensten Inhaltsstoffen: Kalzium, Magnesium, Kochsalz, Eisen, Jod, Melanin. Die Arznei ist von Hahnemann seinen Schülern und von nachfolgenden Ärztegenerationen fundiert geprüft. In vielen dieser Prüfungen finden sich Anmerkungen über Dunkel- oder Gelbfärbung der Haut, sowie das Auftreten von Muttermalen oder deren Veränderung durch Sepiagaben. Diese Erkenntnisse führten zum Einsatz von Sepia bei der Melanomtherapie.

Symptome beim Pferd

Art der Störung

- Großknotige, eher weiche Tumore.
- Verfärbung des Tumorrandes ins Dunkelgraue oder Purpurrote.
- Verfärbung der weißen Haare ins Graue oder Schwarze in Tumornähe.
- Veränderung der Hautdicke über dem Knoten.
- Symmetrisch auftretende Knoten.
- Perlschnurartige Knoten im Schweif und vulvoanalen Bereich.

Begleitende Beschwerden

- Nymphomanie.
- Pneumovagina mit scharfem Ausfluss.
- Urovagina.
- Hautpilzerkrankungen (Trichophytie).
- Muskelverspannungen im LWS-Bereich.

Causa

- Hereditäre Belastung.
- Hormonelle Imbalanz.
- Rosseanomalien, Hormonbehandlung.
- Kastration.

Dosierung

Mittel	Dosierung
Sepia D 8	1 × täglich 10 Globuli
Sepia D 30	1 × wöchentlich 10 Tropfen oder 10 Globuli

Merke: Die Behandlung des Tumorgeschehens gehört in die Hand eines versierten Homöotherapeuten, denn die Gabe von spezifischen „Krebsnosoden" ist hier erforderlich. Diese muss nach miasmatischen Gesichtspunkten erfolgen.

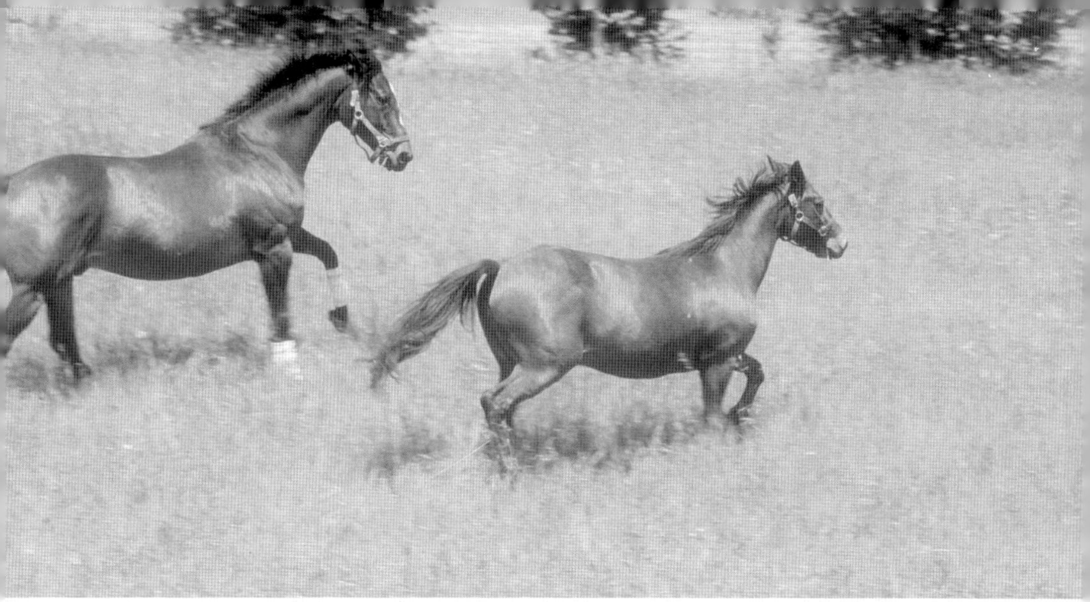

Teil VI Behandlung von Verletzungen

19 Alle Erscheinungsformen

19.1 Ätiologie

Verletzungen gehören zu den häufigsten unangenehmen Ereignissen bei unseren Pferden. Die Vielfalt der Verwundungen soll hier nur kurz erwähnt und aufgezählt werden.

19.1.1 Die sichtbaren Verletzungen

1. Verletzungen mit Zerstörung oder Zusammenhangstrennung der Haut mit Blutung
2. Haut, Unterhaut mit Muskulatur werden zerstört; starke Blutungsneigung
3. Verletzung aller Hautschichten der Muskulatur und der Nerven mit Blutung
4. Verletzungen mit Zerstörung großer Gewebeteile mit Blutung und Blutergüssen
5. Knochenhaut- und Knochenverletzungen
6. Satteldruck, Seilhang, Verletzungen der Schleimhäute durch Trense, Gebiss etc.

19.1.2 Die unsichtbaren Verletzungen

1. Muskelfaser- und Muskelrisse
2. Sehnenverletzungen
3. Verletzungen von Blutgefäßen durch Schlag und Stoß, welche zu Blutergüssen unter der intakten Haut führen
4. Nageltritte, Vernagelungen

Alle Verletzungen gehen mit einer Zusammenhangstrennung von Gewebeschichten einher. Mit fast allen Verletzungen treten auch gleichzeitig Schmerzen auf. Diese gilt es zu lindern oder zu beseitigen. Der Körper versucht die entstandenen Defekte wieder zu reparieren und hierbei entstehen in der Regel Narben. Das Narbengewebe hält zwar das ehemals defekte Gewebe wieder zusammen, aber ein großer Teil der Elastizität geht verloren.

Merke: Bei allen Verletzungen muss eine sorgfältige Abwägung der Schwere des Falles erfolgen. Im Zweifelsfalle muss tierärztliche Hilfe in Anspruch genommen werden und im Bedarfsfalle eine *Tetanusprophylaxe* durchgeführt werden. Die homöopathische Therapie der Verletzungen ist in Bagatellfällen relativ einfach und sehr erfolgreich. Schwere Verletzungen mit starken Blutungen erfordern sofortiges tierärztliches Eingreifen, aber auch hier können wir z. B. mit *Arnica D 30* sowohl die Blutungsneigung, als auch den Schockzustand günstig beeinflussen.

19.2

Symptomatologie

19.2.1 Fragenkatalog

Frage	Differenzierungsmöglichkeiten	Patient
bei allen Verletzungen		
• seit wann?		
• wie groß?		
• wodurch verursacht?		
bei Wunden		
• Größe		
• Tiefe		
• Blutung	• ja • nein	☐ ☐
• Aussehen der Wunde	• Risswunde • Schnittwunde • Schürfwunde • Quetschwunde • sauber • verschmutzt	☐ ☐ ☐ ☐ ☐ ☐
• Bluterguss	• ja • nein	☐ ☐
• Schwellung	• ja • nein	☐ ☐
• Schmerzhaftigkeit	• entsprechend der Verletzung • auffallend erhöhte Schmerzen • auffallend verminderte Schmerzen	☐ ☐ ☐
• Allgemeinstörungen	• ja • nein	☐ ☐
Modalitäten		
• Kälte	• bessert • verschlimmert	☐ ☐
• Wärme	• bessert • verschlimmert	☐ ☐
• Berührung	• bessert • verschlimmert	☐ ☐
• Druck	• bessert • verschlimmert	☐ ☐
• Verbände	• bessert • verschlimmert	☐ ☐

Frage	Differenzierungsmöglichkeiten	Patient
• Bewegung	• bessert • verschlimmert	☐ ☐
• Ruhe	• bessert • verschlimmert	☐ ☐
• Überanstrengung	• bessert • verschlimmert	☐ ☐

19.3

Therapie

- Alte Verletzungen mit schlecht heilenden oder eiternden Wunden können ausnahmsweise **äußerlich** mit **Arnica-** oder **Calendula-Tinktur** gereinigt oder gesäubert werden.
- Wunden an gefährdeten Stellen (Sattellage, Gamaschen, Lippenwinkel) dürfen und sollen zuerst eine äußerliche Behandlung mit Calendula extern (mehr eitriges Sekret) oder Arnica extern und danach eine Abdeckung mit Arnica- oder Calendulasalbe erhalten.

Arnica

Arnica montana, Bergwohlverleih

- Anfangsmittel bei allen **frischen** Verletzungen.
- Prellungen, Blutergüssen, Quetschwunden, blutenden Wunden, auch Operationsverletzungen.

Cave

Die Pferde wollen sich nicht gerne untersuchen lassen, weder am Verletzungsort noch in einer allgemeinen Untersuchung.
Sie versuchen zu schlagen, zu steigen, zu beißen.

Dosierung

Mittel	Dosierung
Arnica D4	2 × täglich 10 Tropfen Dilution oder 10 Globuli
Arnica D30	1 × täglich 10 Globuli oder 10 Tropfen Dilution

Bellis perennis

Gänseblümchen

- Es ist die Arznei der **Folge von Verletzungen,** selbst wenn diese Tage, Wochen oder Monate zurückliegen, aber immer noch Beschwerden verursachen.
- Mehr stumpfe Verletzungen, wie Schlag, Stoß, Quetschung und (Pferde-)Biss mit großen Blutergüssen verlangen nach der Arznei.

- Quetschwunden mit massiven Blutaustritten, auch die der Schleimhäute gehören hierhin.
- Die Folge all dieser Verletzungen können Verwachsungen, Narben, ödematöse Schwellungen sowie Narbenschmerzen sein.
- Die Arznei ist sehr wichtig bei Schleimhautverletzungen in der Mundhöhle, vor und nach Zahnbehandlungen.

Modalitäten

Verschlimmerung	Besserung
• Kälte, Nässe • Druck (Gamaschen, Verbände, Sattelgurt etc.)	• durch stete leichte Bewegung

Dosierung

Mittel	Dosierung
Bellis perennis D4	2–3 × täglich 10 Tropfen Dilution oder 10 Globuli

Calendula

Calendula officinalis, Ringelblume

- Die Hauptdomäne der Arznei liegt in etwas älteren infizierten, eiternden Biss- und Risswunden, hier kommt auch **Calendula extern** (20 Tropfen auf ½ Tasse Wasser) zum Einsatz als **Wundreiniger.**
- Die äußerliche Anwendung fördert die Wundheilung und nimmt den schlechten Geruch.
- Die Verletzungen haben häufig eine Schwellung des örtlichen Lymphknotens zur Folge.
- Satteldruck, Wunden durch scheuernde Stallhafter sowie Seilhang oder Scheuerwunden (Sporen) werden **innerlich** und **äußerlich** mit Calendula behandelt.

Dosierung

Mittel	Dosierung
Calendula D4	2–3 × täglich 10 Tropfen Dilution oder 10 Globuli

Echinacea

Sonnenhut

- Akute Verletzungen mit Sickerblutung, die infiziert sind und zur Temperaturerhöhung neigen.
- Schürf- oder Schlagwunden im Hufbereich mit Anschwellung der gesamten betroffenen Gliedmaße sowie erhöhte Pulsation der Arterien der Gliedmaße verlangen nach Echinacea.

Dosierung

Mittel	Dosierung
Echinacea D4	2–3 × täglich 10 Tropfen Dilution oder 10 Globuli

Hypericum

Hypericum perforatum, Johanniskraut

In den Kräuterbüchern des 16. und 17. Jahrhunderts finden wir den Hinweis: „alle Wunden gehauen und gestochen".

- Hypericum, die **„Nervenarnica"**, wird bei allen akuten Verletzungen an Körperenden mit Beteiligung der Nerven eingesetzt, dies äußert sich häufig in großer Schmerzhaftigkeit (in keinem Verhältnis zur Verletzung stehend) oder in Lähmungen, Teillähmungen oder totaler Schmerzunempfindlichkeit.
- Sturz-, Schnittverletzungen, auch Stich (Hufschmied) sowie Verletzung durch Niederlegen können mit Hypericum geheilt werden.
- Die Wunden bluten weniger äußerlich als innerlich, wie Muskelfaserrisse und Quetschwunden mit umfangreichen Blutergüssen.

Dosierung

Mittel	Dosierung
Hypericum D6	2–3 × täglich 10 Tropfen Dilution oder 10 Globuli

Hamamelis

Hamamelis virginica, Virginische Zaubernuss

- Die Verletzung mit venöser Blutung; die offene Wunde blutet ständig nach oder die Blutung tritt selbst Tage später wieder auf.
- Sickerblutungen bei und nach Operationen (z. B. Kastration, Zahnextraktion).
- Bei Blutung nach Injektion in die Halsvene sollte die Arznei auch vorbeugend gegen Thromben verabreicht werden.

Merke: Die Beseitigung frischer oder alter Blutansammlungen unter der Haut, im Muskel oder im Sehnenscheidenbereich ist eine Domäne von Hamamelis.

Dosierung

Mittel	Dosierung
Hamamelis D4	2 × täglich 10 Tropfen Dilution oder 10 Globuli

Millefolium

Achillea millefolium, Schafgarbe

- Wunden mit arterieller Blutung (hellrotes Blut).
- Nasenbluten nach Kopfverletzungen, auch einseitig.
- Starke Blutung nach Verletzungen des weichen Geburtsweges, Schleimhautblutungen.
- Unsichtbare Blutungen in die Gelenke und deren Umgebung.
- Kälte, Druck, kalte Kompressen werden nicht geduldet!

Dosierung

Mittel	Dosierung
Millefolium D4	2–3 × täglich 10 Tropfen Dilution oder 10 Globuli

Ledum

Ledum palustre, Sumpfporst

- Stich- oder punktförmige Verletzungen, hart und äußerst schmerzhaft.
- Die ersten Tage ohne Eiterbildung, auch nach Vernageln. Stocklahm.
- Insektenstiche, Injektionsstellen beginnen nach Tagen mit starker Schwellung → Eiterung und großen Schmerzen.
- Schlag auf den knöchernen Augenbogen, mit starker Schwellung, Auge schwillt zu.
- **Verbände** und **wärmende Salben** werden **nicht geduldet.**
- Kaltes Wasser tut gut, **kalte Umschläge** werden **duldend** hingenommen.

Dosierung

Mittel	Dosierung
Ledum palustre D4	2 × täglich 10 Tropfen Dilution oder 10 Globuli

Staphisagria

Delphinium staphisagria, Stephanskraut

- Frische Schnittwunden, Operationswunden, Wundauffrischungen und „Nervenschnitte“.
- Die Pferde sind sehr schmerzempfindlich, sehr unruhig, ungeduldig und widersetzlich.
- Mit **Staphisagria** werden Verklebungen und Verwachsungen vermieden.
- Schmerzhafte und stark juckende Insektenstiche erfahren Erleichterung mit der Arznei.

Modalitäten

Verschlimmerung	Besserung
• Kälte • kalte Anwendungen	• Koppelgang • frische Luft

Dosierung

Mittel	Dosierung
Staphisagria D6	2× täglich 10 Tropfen Dilution oder 10 Globuli
Staphisagria D30	1× täglich 10 Globuli Einzeldosis oder 1× täglich 10 Globuli für wenige Tage

Hepar sulfuris

Kalkschwefelleber

- Eher die Arznei der **Verletzungsfolge mit Eiterung.**
- Die Wunde und deren Umgebung ist geschwollen, schmerzhaft und sehr berührungsempfindlich.
- Es sind sowohl mehr oberflächliche Schürfwunden als auch solche mit tiefer Taschenbildung und ständigem eitrigem Sekret.
- Häufig sind die nahen Lymphknoten derb geschwollen und schmerzempfindlich. Bei erhöhter Temperatur bis 38,5 °C wird weniger Futter aufgenommen.

Modalitäten

Verschlimmerung	Besserung
• Kälte • Berührung • leichte Verbände	• feuchte Wärme • überwarme Ställe • Regen (alle Zustände)

Dosierung

Mittel	Dosierung
Hepar sulfuris D8 zur Förderung des Eiterns	2× täglich 10 Tropfen Dilution oder 10 Globuli
Hepar sulfuris D30 zur Förderung der Abkapselung	1× täglich 10 Globuli als Einzelgabe oder für 2–3 Tage

Silicea

Kieselsäure

- Die Kieselsäure ist die wichtigste Arznei bei **ständiger Eiterung** aus tiefen Wunden, Fistelbildung, aber auch Bildung von **wildem Fleisch.**

- Die Arznei der Folge von Verletzungen mit sehr schlecht heilenden Wunden.
- Pferde, bei denen auch jede kleine Verletzung stark und lange eitert.
- Hautdefekte an den Gliedmaßenenden, am Übergang von Haut zu Horn und an wenig bemuskelten Stellen.
- Eiterfisteln nach Vernagelung mit stinkendem, eher dünnflüssigem Sekret.
- Die Wirkung der Kieselsäure geht auch in tiefe verletzte Bezirke.
- Knochen, Knochenhaut nach Tritt- und Schlagverletzung (Stangen, Deichsel etc.).

Therapiehinweis

- Die Wunde und deren Umgebung sollte unter Verband genommen werden – Wärme und gemäßigter Druck bessern die Zustände.
- **Bitte häufiger Verbandswechsel!**
- **Keine feuchten und kalten Anwendungen im Wundbereich!**

Dosierung

Mittel	Dosierung
Silicea D6	2–3 × täglich 10 Tropfen Dilution oder 10 Globuli
Silicea D12	2 × täglich 10 Tropfen Dilution oder 10 Globuli
Silicea D30	1 × täglich 10 Globuli für wenige Tage

Hinweis

Niedere Potenzen von Silicea (**D6** oder **D12**) werden mehr organotrop auf die Lokalsymptomatik angesetzt;
Höhere Potenzen wie **D30** setzen wir ein, wenn das Mittel auch insgesamt zur Symptomatik des Tieres passt.

Ruta

Ruta graveolens, Garten- oder Weinraute

- Ruta ist die Hauptarznei bei Verletzungen von Sehnen, Bändern und deren Ansatzstellen sowie von Knochen, Periost und Sehnenscheiden.
- Alle Folgen von Verstauchungen, Verrenkungen, Schlag, Stoß, Tritt und Überanstrengung lassen uns zuerst an **Arnica** (► S. 160), aber sofort auch an die **Weinraute** (► S. 165) denken.
- Die Verletzungen zeigen meist keinen Hautdefekt, aber darunter entstehen Blutungen, Hämatome und Ödeme.
- Die verletzte Stelle ist stark geschwollen, druckschmerzempfindlich, vermehrt warm und die Gefäße pulsieren verstärkt.
- Es kommt zu einer venösen Stase, die durch leichte Bewegung gebessert wird. In Ruhe verstärkt sich die Schwellung und die Venen (vor allem an den Gliedmaßen) treten deutlich hervor.

Therapiehinweis
Bitte keine feuchten Verbände anlegen! Nach anfänglicher Kühlung (kaltes Wasser etc.) festen, trockenen Verband anlegen und Schritt führen.

Dosierung

Mittel	Dosierung
Ruta D4	2–3× täglich 10 Tropfen Dilution oder 10 Globuli

Acidum hydrofluoricum

Flusssäure

- Akute oder ältere Verletzungen der Knochenhaut und des Knochens mit großer Schmerzhaftigkeit.
- Die Pferde legen sich auf die gesunde Seite und halten die betroffene Gliedmaße z. B. scheinbar vorsichtig ab.
- Im Stehen wird die Gliedmaße geschont, steht auf 3 Beinen.
- Infizierte, tiefe Wunden bilden Fisteln bis auf die Knochen; Sekret eher dünnflüssig, stinkend, scharf, Haut und Haare ätzend. Verbände müssen häufig erneuert werden.
- Deutliche Pulsation und sichtbare Muskelzuckungen mit Vergrößerung des lokalen Lymphknotens.

Modalitäten

Verschlimmerung	Besserung
• Berührung • Druck • frühmorgens • Sonnenbestrahlung • Wärmeanwendung	• kaltes Abwaschen, Abspritzen • leichte kühlende Verbände • Gele • im kühlen trockenen Stall

Dosierung

Mittel	Dosierung
Acidum hydrofluoricum D6	2× täglich 10 Tropfen Dilution oder 10 Globuli

Calcium fluoratum

Kalziumfluorid, Flussspat

- Ähnlich dem **Acidum hydrofluoricum** (► S. 166) mehr Knocheneiterung nach Verletzung, Operationen, Frakturen (Griffelbein).
- Starke Tendenz zur Kallusbildung und oder Umbildung von Knochensubstanz.
- Calcium fluoratum kann gut auf **Acidum hydrofluoricum** folgen.

Dosierung

Mittel	Dosierung
Calcium fluoratum D6, D12	2× täglich 10 Tropfen Dilution oder 10 Globuli

Symphytum

Beinwell

Der deutsche Name „Beinwell“, „Beinheil“ weist auf die jahrhundertelange Erfahrung der Volksmedizin hin.

- Akute und chronische Verletzungsmittel für Knochenhaut- und Knochensubstanz, ebenso bei Verrenkungen und Verstauchungen.
- Operative Eingriffe rund um den Knochen verlangen nach Symphytum, sowohl fehlende (wenn gewünscht) als auch übertriebene Kallusbildung (nicht gewünscht), sind eine Domäne der Arznei.
- Griffelbeinfrakturen mit Exostosenbildung. Eingriffe im Gelenk nach Entfernung von freien Körpern etc.

Therapiehinweis

- Die betroffene Region ist stark teigig geschwollen und schmerzhaft. **Keine Gamasche oder feste Verbände anlegen!**
- Symphytum wende ich gerne äußerlich an als **Kytta-Plasma®** oder **Kytta-Salbe®.**
- Kytta-Plasma-Verband über Nacht, tagsüber Kytta-Salbe. **Vorsicht! Hautreizungen möglich.**

Dosierung

Mittel	Dosierung
Symphytum D4, D8	2× täglich 10 Tropfen Dilution oder 10 Globuli

20 Nageltritte, Vernagelungen

Diese stellen spezifische Verletzungen dar, welche in der Regel von außen nicht zu sehen sind. Die Reaktion des Pferdes, nämlich schmerzhaftes Lahmen und Schmerzreaktionen auf Druck und Schlag am Huf, führen zu obiger Diagnose.

Häufig beginnen diese Wunden sehr schnell mit einer Eiterung und der Gefahr einer Abszessbildung.

20.1 Therapie

Arnica

Arnica montana, Bergwohlverleih

Symptome beim Pferd

Lokale Symptome

- Frische Verletzung mit stark blutender Wunde.
- Keine oder wenig Schmerzen.
- Keine Lahmheit.

Allgemein/Besonderheiten

- Tiere sind nach Verletzung sehr sensibel, ängstlich, berührungs- und druckdolent.
- Mehr arterielle Blutung.
- Akute Verletzung.
- Feucht-warme Verbände werden am ehesten geduldet.

Modalitäten

Verschlimmerung	Besserung
• Druck • Erschütterung • Bewegung • Kälte • Kälteanwendungen	• Arnica-extern-Verband • eher warme oder wärmefördernde Anwendungen • in Frieden lassen • Ruhe

Dosierung

Mittel	Dosierung
Arnica D6	1 × täglich 10 Tropfen Dilution oder 10 Globuli
Arnica D30	1 × täglich 10 Tropfen Dilution oder 10 Globuli

Ledum

Ledum palustre, Sumpfporst

Symptome beim Pferd

Lokale Symptome

- Subakutes Geschehen, Eiterung nach Nageltritt.
- Wärme, Hitze, Pulsation, Schwellung.
- Seröses, rötliches, dünnflüssiges Sekret.
- Lymphgefäße und Lymphknoten dick.

Allgemein/Besonderheiten

- Stichverletzungsarznei Nr. 1, auch nach Insektenstichen, Gabelstichen.
- Belastet nach ausreichender Kühlung ohne Lahmheit.
- Nach einiger Zeit Stützbeinlahmheit.

Modalitäten

Verschlimmerung	Besserung
• nachts • Transporterschütterung • Verbände • Wärme	• Gliedmaßen in kaltes Wasser stellen • kaltes Wasser • Kaltwetter

Dosierung

Mittel	Dosierung
Ledum D4	2 × täglich 10 Tropfen Dilution oder 10 Globuli
Ledum D30	1 × täglich 10 Tropfen Dilution oder 10 Globuli

Staphisagria

Delphinium staphisagria, Stephanskraut

Symptome beim Pferd

Lokale Symptome

- Abszessbildung am Knochen, unter dem Horn.
- Schmerz durch Druck auslösbar.
- Rahmiger gelber Eiter aus der Eintrittsverletzung.

Allgemein/Besonderheiten

- OP-Verletzungsarznei Nr. 1.
- Nach Operationen am Huf.
- Fistelerweiterung und Ausräumung.
- Häufiges Scharren und Schlagen gegen die Stallwand.
- Juckreiz, Tiere gereizt, wütend, schlagen mit der verletzten Gliedmaße.

Modalitäten

Verschlimmerung	Besserung
• Belastung • Kälte • morgens • nach Ruhephasen	• durch leichte Bewegung • Entlastung • im Freien • Wärme

Dosierung

Mittel	Dosierung
Staphisagria D6	2–3 × täglich 10 Tropfen Dilution oder 10 Globuli
Stapisagria D30	1 × täglich 10 Tropfen Dilution oder 10 Globuli für wenige Tage

Apis mellifica

Honigbiene

Symptome beim Pferd

Lokale Symptome

- Akute, subakute Verletzung mit Ödemen am Hufrand.
- Blaurote Verfärbung, Pulsation, außerordentlich druckdolent.
- Stützbeinlahmheit.
- Schildern, Blasenbildung am Hufsaum.
- Entleerung des gelben Eiters aus der Blase.

Allgemein/Besonderheiten

- Unruhe, Bewegungsdrang, Unwille bei der Untersuchung.
- Huf kann nicht abgeklopft und abgedrückt werden.
- Inappetenz, Gefahr der Sepsis, Fieber.
- Zittern am ganzen Körper.

Modalitäten

Verschlimmerung	Besserung
• Druckverbände • Ruhe • Wärme	• Alkoholverband • Berieselung mit kaltem Wasser

Dosierung

Mittel	Dosierung
Apis D4	2–3 × täglich 10 Tropfen Dilution oder 10 Globuli
Apis D30	1 × täglich 10 Tropfen Dilution oder 10 Globuli

21 Hufverletzungen

- Hufverletzungen gehören zu den unangenehmen Prozessen, die Wundheilung erfolgt im Hornbereich sehr zögerlich.
- In keiner anderen Körperregion ist die Wundheilung von der guten Pflege und Wundversorgung so abhängig wie hier.
- Viele Tiere verletzen sich durch Huftritt immer wieder an der gleichen Region. Schutzglocken oder Änderung des Hufbeschlages sowie intensives Gymnastizieren schaffen hier Abhilfe.

21.1

Therapie

Lachesis

Lachesis muta, Buschmeisterschlange

Symptome beim Pferd

Lokalsymptome

- Dünnflüssiger, seröser Eiter, Hufsaum blaurot verfärbt, geschwollen.
- Gewebe nicht nekrotisch → Tendenz zur Abszessbildung.
- Wundränder bluten leicht.

Allgemeinsymptome

- Empfindlichkeit gegen Berührung.
- Die färbende Kraft des Blutes ist verringert.

Besonderheiten

- Wahnsinniger Durst, Inappetenz, Fieber mit Schüttelfrost oder ohne Schweiß.

Modalitäten

Verschlimmerung	Besserung
• Aufenthalt im warmen Stall	• Beginn der Absonderung (Eiter, Schweiß)
• Druck	• Bewegung
• morgens nach dem Schlaf	• frische Luft
• Ruhe	• kalte Umschläge
• Unterdrückung der Sekretion	
• Verband	

Dosierung

Mittel	Dosierung
Lachesis D8	2× täglich 10 Tropfen Dilution oder 10 Globuli
Lachesis D30	1× täglich 10 Tropfen Dilution oder 10 Globuli

Tarantula cubensis

Kubanische Tarantel

Symptome beim Pferd

Lokalsymptome

- Geschwürige Veränderungen der verletzten Region.
- Das Geschwür sieht eher stark gerötet aus und geschwollen, es wird aber viel nekrotisches Gewebe abgestoßen.
- Das Geschehen ist sehr schmerzhaft.
- Das Pferd steht auf 3 Beinen.

Allgemeine Symptome

- Auffällige Unruhe der Füße, obwohl es auf 3 Beinen steht, Kopf wird unruhig hin und her geworfen (Weben).

Besonderheiten

- Fieber erst gegen Abend mit reichlich Schweiß, Durchfälle eher wässrig, schwärzlich, dickes Blut aus dem Wundbereich.

Modalitäten

Verschlimmerung	Besserung
• Berührung • Bewegung • Kälte • kalte Anwendungen • Säuberung der Wunde	• Magnetfeld • Ruhe • Verband • Wärme

Dosierung

Mittel	Dosierung
Tarantula cubensis D6	2× täglich 10 Tropfen Dilution oder 10 Globuli

Pyrogenium

Nosode hergestellt aus autolysiertem Fleisch

Symptome beim Pferd

Lokalsymptome

- Starke Eiterung der Wunde, die Umgebung geschwollen, rot, heiß.
- Zellfetzen und nekrotisches Gewebe in großen Mengen. Am Strahl kommt es zu großflächigen Zersetzungsprozessen.
- Alles stinkt nach Aas!

Allgemeine Symptome

- Schüttelfrost mit hohem Fieber und reichlich Schweiß.
- Übelriechende, reichlich wässrige Durchfälle.
- Geruch nach verfaultem Fleisch!

Besonderheiten

- Starker Durst, bei hohem Fieber eher Bradykardie und umgekehrt.

Merke: Die Anwendung von Pyrogenium kann man riechen!

Modalitäten

Verschlimmerung	Besserung
• Bewegung, auch Koppelgang • Kälte, kalte Anwendungen • sogar kaltes Wasser trinken	• Einwickeln • frische Verbände • heiße Umschläge • Ruhe • Wärme, warm • Verbringen in den warmen Stall

Dosierung

Mittel	Dosierung
Pyrogenium D8, D10	2× täglich 10 Tropfen Dilution oder 10 Globuli
Pyrogenium D30	1× täglich 10 Tropfen Dilution oder 10 Globuli für wenige Tage

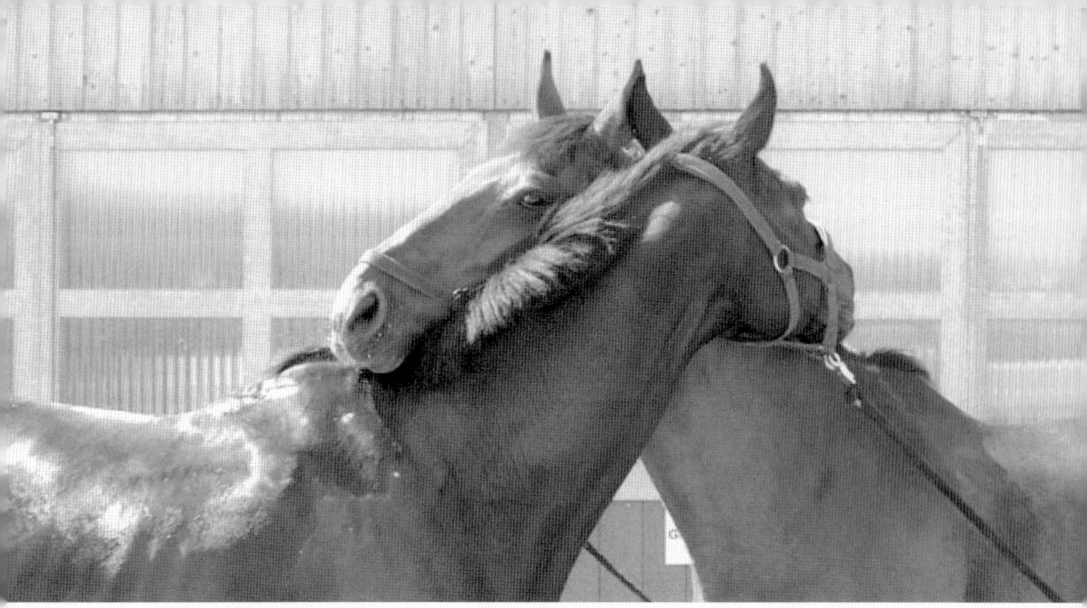

Teil VII
Therapie bei Verhaltensstörungen

22 Gesundes und gestörtes Verhalten

22.1 Ursachen und Zusammenhänge

Verhaltensstörungen, unerwünschtes Verhalten, Fehlverhalten kann sich beim Pferd in vielerlei Hinsicht zeigen:

- Ungehorsam
- Aggression
- Angst bis hin zur Panik
- Prüfungsstress
- Angst vor dem Wassergraben
- Schwierigkeiten beim Verladen usw.

Die Verhaltensstörung bzw. das Fehlverhalten beeinträchtigt das Verhältnis zwischen Reiter und Pferd und kann beide Teile unterschiedlich belasten.

Die Ursachen können sehr vielfältig sein, sehr häufig ist der Faktor „Mensch" von ausschlaggebender Bedeutung: Oft sind es bereits Fehler im Umgang mit den Fohlen und in der Aufzucht. Häufiger Besitzerwechsel, Erziehung des Pferdes durch verschiedene Personen, unsachgemäßer Umgang ist eine Seite der möglichen Ursachen. Aber auch die mangelnde individuelle Abstimmung von Erziehungsmaßnahmen auf die körperlichen und psychischen Gegebenheiten des einzelnen Pferdes ist häufig Ursache für die Entstehung von Verhaltensstörungen.

Dabei sind Extreme in allen Richtungen als Ursache möglich: Sowohl die „harte" und konsequente als auch die „weiche", nachgiebige und vor allem eine inkonsequente Erziehung bei großer Unsicherheit des Reiters überfordern im Einzelfall das Pferd und können sich dann auf verschiedenste Art und Weise äußern.

Außerdem spielt natürlich die individuelle Veranlagung des Pferdes eine wichtige Rolle. Pferde sind äußerst sensitive Tiere, die sehr stark auf alle äußeren Reize, Geräusche, Eindrücke im Sehfeld, Verhalten in ihrer Umgebung reagieren. Dabei gibt es große Unterschiede, nicht nur durch die Abstammung, sondern auch individuelle. Es gibt eher nervenstarke Pferde, die sich so schnell nicht in Hektik bringen lassen, es gibt äußerst empfindliche, nervöse Tiere, die das Rascheln eines Papieres, der kleinste ungewohnte Reiz, schon aus der Fassung bringt. Es gibt Pferde, die eine feste Hand brauchen und Pferde, die man sehr behutsam führen muss. Pferd und Reiter müssen zusammenpassen oder zueinander finden, was im Einzelfall gar nicht so einfach ist.

Oft hilft die Erkenntnis, dass diese Zusammenhänge eine Rolle spielen, schon sehr viel weiter, wenn daraus Konsequenzen im Umgang mit dem Pferd folgen.

Merke: In der Homöopathie spielt die Individualisierung eine entscheidende Rolle.
Individuelle Symptome werden erfasst und das passende = ähnlichste Arzneimittel gesucht.

Was darf man sich von einer homöopathischen Behandlung bei Verhaltensstörungen, bei Fehlverhalten usw. erwarten?

Die homöopathische Arznei ist sicher kein Ersatz für falschen Umgang mit einem Pferd, sie kann schwere Erziehungsfehler nicht beseitigen. Homöopathie ist eine spezifische Regulationstherapie, d. h., wir können die „Person" eines Pferdes nicht verändern, aber man kann auch das Pferd in seiner Individualität mit einer homöopathischen Arznei stützen und so einen Anstoß geben, der dann eine Veränderung des Verhaltens möglich macht. Zusammen mit entsprechendem Verhalten des Reiters kann dies zu ganz erstaunlichen Erfolgen führen, wenn das Mittel genau passt.

Es drängt sich natürlich die Frage auf, in wieweit eine Behandlung des Reiters ebenfalls notwendig oder wünschenswert ist oder wäre. Die Beantwortung dieser Fragen geht jedoch über den Rahmen eines solchen Buches hinaus.

Die Erfahrung hat gezeigt, dass es häufig genügt, bei einem Partner – nämlich dem Pferd – einen Anstoß zu geben, um den Umgang für beide angenehmer zu gestalten. Man muss sich allerdings immer der eigentlichen Zusammenhänge bewusst sein und versuchen, in jedem Einzelfall zu prüfen, welche Ursachen für ein Fehlverhalten eventuell infrage kommen und welche Maßnahmen auf verhaltenstherapeutischer Art im Einzelfall angezeigt sind. In diesem Rahmen werden einige Verhaltensweisen aufgezeigt, bei denen sich eine unterstützende homöopathische Therapie als sinnvoll oder Erfolg versprechend erwiesen hat.

Um die infrage kommenden Arzneien voneinander differenzieren zu können, müssen wir die Symptome genau erfassen. Bei der Behandlung von Verhaltensstörungen ist es wichtig, nicht nur das Verhalten des Pferdes bei der jeweiligen Verhaltensstörung oder dem Fehlverhalten genau zu erfassen, sondern auch körperliche Begleitsymptome wie Kotabsatz, Schweißbildung o. ä. zu beachten und das Verhalten des Tieres insgesamt zu berücksichtigen.

22.2 Symptomatologie

22.2.1 Fragenkatalog

Frage	Differenzierungsmöglichkeiten	Patient
Wie verhält sich das Pferd?	• eher ruhig	☐
	• gelassen	☐
	• unruhig	☐
	• nervös	☐
Bei welchen Personen treten Verhaltensstörungen und Fehlverhalten auf?	• bei verschiedenen	☐
	• bei ganz bestimmten	☐

Frage	Differenzierungsmöglichkeiten	Patient
Wie äußern sich Verhaltensstörungen und Fehlverhalten?	• schlägt aus	☐
	• steigt	☐
	• versucht auszuweichen	☐
	• versucht zu fliehen	☐
	• reagiert aggressiv	☐
	• ängstlich	☐
	• furchtsam	☐
	• gerät in Panik	☐
Wie ist sein Blick?		
Wie ist seine Körperhaltung?		
Wie sind seine Bewegungen?		
Wie reagiert das Pferd auf beruhigende Maßnahmen des Reiters?	• Lässt es sich durch Worte und Zureden beruhigen und beeinflussen?	
	◦ ja	☐
	◦ nein	☐
	• Lässt es sich eher beeinflussen, wenn man ruhig und leise spricht?	
	◦ ja	☐
	◦ nein	☐
	• es braucht laute Kommandos	☐
Wie muss man es halten?	mit sanfter Hand	☐
	mit festem Halt und Zwangsmaßnahmen	☐
Welche zusätzlichen körperlichen Symptome zeigt das Pferd in seiner Verhaltensstörung, seinem Fehlverhalten?	• schwitzt:	
	◦ ja	☐
	◦ nein	☐
	◦ wenn ja:	
	– stark	☐
	– schwach	☐
	– überall	☐
	– nur an bestimmten Stellen	☐
	• vermehrter Kotabsatz	
	◦ ja	☐
	◦ nein	☐
	◦ Aussehen des Kotes	
	◦ wie oft wird er abgesetzt?	
	• schäumt am Maul:	
	◦ ja	☐
	◦ nein	☐
Sind Anzeichen einer Kreislaufsymptomatik zu erkennen?	• ja	☐
	• nein	☐
	• sieht man das Herz klopfen	☐
	• den Puls an der Halsarterie	☐
	• wie sind die Schleimhäute an den Augen?	☐

Frage	Differenzierungsmöglichkeiten	Patient
Hat das Pferd sonstige Schwierigkeiten beim Reiten oder im Umgang mit dem Reiter oder im Stall oder auf der Koppel?	• ja • nein	□ □
Ist es ein eher dominantes oder ein in der Rangordnung unten stehendes Pferd?	• dominant • rangnieder	□ □

23 Prüfungs- und Leistungsstress

Viele Pferde stellen sich im Sommer an jedem Wochenende einem Leistungsvergleich. Jedes 2. Pferd leidet in dieser außergewöhnlichen Situation an „Prüfungsstress". Sei es die Übertragung der Nervosität, Gereiztheit und Aufgeregtheit des Reiters auf das Pferd, oder die ungewöhnliche Vielfalt der Reize, die das Pferd auf dem Turnier überfluten. Die Homöopathie hat einige hervorragende Arzneien für diese Art von Beschwerden.

Wichtig für die Arzneifindung ist auch hier eine exakte Beobachtung der Symptomatik des einzelnen Pferdes (Individuum). In einigen Fällen wäre es vielleicht sinnvoll, dem Reiter eine Arznei zu verabreichen, um eine beruhigende Wirkung auf das Pferd zu erzielen.

Einige Arzneien mit ihrer Leitsymptomatik werden hier vorgestellt, der Anspruch auf Vollständigkeit kann dabei nicht gefordert sein.

23.1 Therapie

Argentum nitricum

Silbernitrat

Symptome beim Pferd

- Hier steht die Unruhe mit dem Herzklopfen im Vordergrund. Man kann das Herz klopfen sehen oberhalb der Brustmuskulatur im Bereich der großen Halsvenen.
- Auf dem Abreiteplatz werden Hindernisse durchgeritten. Hilfen werden nicht angenommen. Schweißbildung im Schulterhalsbereich und häufiger Kotabsatz, eher dünner, schleimiger Durchfall mit viel Gasen vor der Prüfung.
- Bei leichter Anstrengung kommt es zu leicht nervösem Husten und ataktischem stolperigem Gang. Die Pferde verspannen sich im Rücken (in der Sattellage) und zittern am ganzen Körper.
- Stuten benehmen sich in der Rosse noch um einiges ärger.

Modalitäten

Verschlimmerung	Besserung
• Sporen oder Reitpeitsche • Strafen • Tadeln • häufiges Durchparieren	• Führen in Gesellschaft mit anderen Pferden • gutes Zureden • Ruhe

Dosierung

Mittel	Dosierung
Argentum nitricum D 30	einige Stunden vor dem Turnier oder der Stresssituation 10 Tropfen Dilution oder 10 Globuli, eventuell auch noch unmittelbar davor

Coffea

Coffea arabica, Rohkaffee

Der Kaffee wird von uns Menschen zur Belebung aller Sinne gern getrunken, der eine wird unruhig und kann nicht schlafen, der andere wird angeregt und kann gut schlafen. Das ist die sogenannte Ambivalenz der Arznei.

Symptome beim Pferd

- Die Pferde brauchen Coffea, wenn sie übererregt, übermotiviert sind und auch auf Hilfe hastig überreagieren. Sie halten den Erwartungsdruck nicht aus, sie schwitzen vor Aufregung an den Gliedmaßen, häufiges Drängen auf Kot und Harn mit Abgang jeweils kleinster Portionen. Kot eher dünnbreiig mit auffallend viel Gasabgang.
- Sie können den Sattelgurt nicht vertragen und müssen 2–3 × nachgegurtet werden. Sie springen bei Hindernissen immer eher zu früh ab (neuer Parcours, neues Hindernis usw.).

Modalitäten

Verschlimmerung	Besserung
• Zwangsmaßnahmen	• kaltes Abwaschen • kaltes Wasser zum Trinken • Ruhe, ruhiges entspanntes Reiten (langer Zügel)

Dosierung

Mittel	Dosierung
Coffea D 30	10 Tropfen Dilution oder 10 Globuli einige Stunden vor Stress und eventuell unmittelbar zuvor geben; man muss jeweils ausprobieren, wie viele Arzneigaben das Pferd braucht **Tipp:** in dieser hohen Potenz kein Dopingmittel und nicht nachweisbar

Gelsemium sempervirens

Falscher Jasmin

Symptome beim Pferd

- Bei dieser Arznei finden wir eher allgemeine Apathie (Lähmigkeit) und vor allem **Zittern** bei verlangsamten Herzschlag.

- Die Tiere sind wie benommen, schlecht vorwärts zu reiten und die Augenlider sind halb geschlossen. Sie lassen sich nur durch massiven Druck (Peitsche und Sporen) motivieren.
- Häufiges Strahlen oder die Versuche dazu verhindern ein vernünftiges Einreiten.
- Die Pferde schwitzen an den Gliedmaßen und unter dem Bauch. Hals und Rücken werden steif und bretthart.
- Hier hilft nur noch: Pferd führen und in Ruhe ausgiebig strahlen lassen.
- Nach dem Parcours plötzlicher dünner Kotabsatz.
- Alles Neue in seiner eigenen Box, in der Reithalle, in der gewohnten Umgebung, auch neue Bezugspersonen, können für einige Zeit die oben genannten Symptome hervorrufen.

Dosierung

Mittel	Dosierung
Gelsemium D30	10 Tropfen Dilution oder 10 Globuli, 1–2 Gaben, auch schon 12 Stunden vor Ereignissen beginnen

Nux vomica

Strychnos nux vomica, Brechnuss

Diese wichtige Arznei wird in einem anderen Verhaltenskapitel (► **S. 192**) ausführlich besprochen, sie soll schon **24 Stunden vor einer Prüfung** verabreicht werden.

Symptome beim Pferd

Einige wichtige Symptome bei Prüfungsstress:

- Widersetzlichkeit, Ärger und Zorn.
  Prüfungsvorbereitungen schlagen auf den Magen-, Darmtrakt: das Pferd reagiert leicht mit Koliken, häufigem Drang auf den Kot mit Absatz sehr kleiner Mengen Kot von dünner oder fester Konsistenz.
- Die Pferde müssen 4–6 × nachgegurtet werden, sie sträuben sich wütend schnaubend gegen den Sattel (nur vor Prüfungen).

Dosierung

Mittel	Dosierung
Nux vomica D30	10 Tropfen Dilution, 2 ×, nämlich 24 Stunden und 12 Stunden vor den Ereignissen geben

Strophantus

Strophantus gratus, Pflanze aus Ostafrika

- Diese Arznei wird gerne **direkt vor** einer Prüfung verabreicht.
- Die Leitsymptome sind:
  - Starkes fühlbares Herzklopfen mit tiefen Atemzügen und häufigem Schnauben.
  - Die Auskultation zeigt geringgradige Herzrhythmusstörungen.

- Die Pferde, die Strophantus brauchen, zeigen vor und nach Belastungen Ödeme an allen Gliedmaßen, besonders auffallend an den hinteren Fesselbereichen.

Dosierung

Mittel	Dosierung
Strophantus D 30 Dil.	1–3 × 10 Tropfen vor dem Prüfungsstress

24 Koppen, Krippensetzen, Aufsetzen, Freikoppen

Fehlerhafte Behandlung, nicht artgerechte Haltung und eine Anzahl unbekannter Stressoren führen zu diesen Unarten. Die Varianten des Koppens stellen im Pferdehandel einen Wandlungsgrund dar, dies unterstreicht die Bedeutung für die Nutzung des Pferdes.

Die vielfältigen Methoden des Abgewöhnens bis hin zur Operation zeigen die Schwierigkeit, solch ein Problem anzugehen. Wer die Tiere im Koppen in jeder Form aufmerksam beobachtet, kann ein scheinbares Wohlempfinden und Lustgefühl des Tieres verspüren; warum sollte es sich dies nun abgewöhnen?

24.1 Therapie

Einige arzneiliche Anwendungen führen zu Erfolgen, allerdings bei ebenso vielen Misserfolgen. Die Arzneifindung gehört in die Hand eines erfahrenen homöopathischen Tierarztes, der die organotrope Beobachtungsweise mit der Konstitution und vor allem der miasmatischen Betrachtung des Falles in Einklang bringen kann.

	Arzneimittel	Dosierung
Einleitung	die beiden Erbnosoden **Tuberculinum D 200** oder **Medorrhinum D 200**	1-malige Gabe
Weiterführung der Therapie	**Zincum D 30**	1 × täglich 10 Globuli
	Hyoscyamus D 30	1 × täglich 1 Gabe
	Stramonium D 30	1 × täglich 1 Gabe
	Helleborus D 6	2 × täglich 10 Tropfen
Freikoppen	**Strychninum phosphoricum D 30**	1 × täglich 10 Globuli

Hinweis

Die Arzneien werden zunächst täglich gegeben, bei deutlicher Besserung gibt man sie nur noch 1–2 × pro Woche und setzt sie dann ab.

Die Arzneigaben sind als Zusatz zu Änderungen im Umgang mit dem Pferd gedacht.

Zincum metallicum

Metallisches Zink

Symptome beim Pferd

- Die Tiere sind insgesamt sehr unruhig, trippeln vor dem Koppen aufgeregt hin und her. Tagsüber kein Koppen, jedoch durch Schreck auslösbar (Tiefflieger, Fehlzündung etc.).
- Abends und nachts Verstärkung der Untugend.
- Die starke Verkrampfung der Halsmuskulatur ist auffällig.

Dosierung

Mittel	Dosierung
Zincum metallicum D 30	1 × täglich 10 Tropfen Dilution oder 10 Globuli

Hyoscyamus niger

Bilsenkraut

Symptome beim Pferd

- Das Koppen wird vor allem tagsüber nach Futteraufnahme oder vor Erregung bei Erwartung der Fütterung begonnen. Schulpferde in der Mittagspause nach intensiver Belastung.
- Krippensetzer.

Dosierung

Mittel	Dosierung
Hyoscyamus D 30	1 × täglich 10 Tropfen Dilution oder 10 Globuli

Stramonium

Datura stramonium, Stechapfel

Symptome beim Pferd

- Hier sieht man das Koppen als Überanstrengungshandlung nach körperlicher und geistiger Überforderung, Aufregung durch Tadel, Schreck und sexuellen Erregung (Rosse etc.).
- Stark sexuell noch erregbare Wallache.
- Die Pferde setzen überall auf.

Dosierung

Mittel	Dosierung
Stramonium D 30	1 × täglich 10 Tropfen Dilution oder 10 Globuli

Helleborus niger

Christrose

- Diese Arznei gilt als Pflegemittel des Gehirns, ich setze sie deshalb gerne organotrop ein.
- Die Pferde vertragen keine Bestrafung.

Dosierung

Mittel	Dosierung
Helleborus D 6	2 × täglich 10 Tropfen Dilution oder 10 Globuli, für 3–4 Wochen

Strychninum phosphoricum

Strychninphosphat

- Futterneidische Pferde, jedoch schlechte Futterverwerter mit Magen- und Darmstörungen.
- Freikoppen nur im Stall vor der Fütterung.

Dosierung

Mittel	Dosierung
Strychninum phosphoricum D 30	1 × täglich 10 Tropfen Dilution oder 10 Globuli

25 Weben

Unter Weben versteht man die rhythmische Zwangsbewegung des Kopfes und Halses.

Bei dieser Erkrankung steht die Unruhe durch die ständige Bewegung im Vordergrund, wir sehen nervöse, gereizte aber auch eher stupide Formen.

25.1 Therapie

Agaricus muscarius

Amanita muscaria, Fliegenpilz

- Die sehr erregten „berauschten" Tiere können mit Agaricus D 30 behandelt werden. Die Augen bewegen sich zu der Bewegung passend mit, die Hin- und Herbewegung endet jeweils eher abrupt.
- Auffällige Verspannungen der Halsmuskulatur sowie wechselnde Steifigkeit der Vordergliedmaßen begleiten die Unart.

Dosierung

Mittel	Dosierung
Agaricus D 30	1 × täglich 10 Tropfen Dilution oder 10 Globuli

Tarantula hispanica

Wolfsspinne

- Tarantula hispanica weist neben der nervösen Unruhe noch das ständige Trippeln der Vorderbeine auf. Der Bewegungsablauf ist eher harmonisch, es sieht alles rund aus, daher wenig oder keine Muskelverspannungen, aber deutliche Ermüdung der Tiere.
- Tarantula verschlimmert sich in der Bewegung, muss sich aber trotzdem bewegen.

Dosierung

Mittel	Dosierung
Tarantula D 30	1–2 × täglich 10 Tropfen Dilution oder 10 Globuli

Arsenicum album

Acidum arsenicosum anhydricum, Weißes Arsenik

- Auch Arsenicum album gehört zu den unruhigen, nervösen Arzneien.
- Tagsüber gibt es weniger unartige Probleme, aber abends und nachts wird das Weben verstärkt beobachtet. Die Pferde hören in Gegenwart von Menschen sofort damit auf, beginnen unbeobachtet jedoch sofort von Neuem.

Dosierung

Mittel	Dosierung
Arsencium album D 30	1 × täglich 10 Tropfen Dilution oder 10 Globuli

Zincum metallicum

Metallisches Zink

- Hier steht die Verkrampfung im Vordergrund.
- Hals- und Schultermuskulatur sind bretthart durch die Schaukelbewegung.
- Durch laute Geräusche, Harn- und Kotabsatz Ende der Zwangsbewegung.

Dosierung

Mittel	Dosierung
Zincum metallicum D 30	1 × täglich 10 Tropfen Dilution oder 10 Globuli

Cuprum metallicum

Metallisches Kupfer

- Ständiges unruhiges, scheinbar harmonisches Weben mit Beteiligung der Vordergliedmaßen.
- Erst starkes Schwitzen oder Erschöpfung beenden die Bewegungen.

Dosierung

Mittel	Dosierung
Cuprum metallicum D 30	1 × täglich 10 Tropfen Dilution oder 10 Globuli

Tuberculinum Koch

- Tuberculinum Koch ist eine bewährte Arznei bei unruhigen, verkrampften Zwangsbewegungen. Sie verschlimmern sich durch körperliche Anstrengung, Überanstrengung.
- Föhn, Sturm und aufkommendes Gewitter führen zum verstärkten Weben. Häufige Ortswechsel durch Turniersaison (Transport, Turnierställe) und umfangreiches Trainingsprogramm bessern die Untugenden.

Dosierung

Mittel	Dosierung
Tuberculinum Koch D 200	Einzelgabe, 10 Globuli; eventuell nach 3 Wochen wiederholen
Tuberculinum Koch D 30	3 × pro Woche 10 Globuli

26 Angst, Panik, Unarten

26.1

Ätiologie

Bei der Auslegung und Beurteilung von Verhaltensstörungen sind wir auf fundierte Kenntnisse der Ethologie angewiesen. Nicht alle Unarten, die der Pferdebesitzer für behandlungswürdig hält, sind eine Verhaltensstörung. In allen Fällen müssen die Haltungsform (Solo-Haltung, Einzelboxaufstallung ohne Sichtkontakte zu Artgenossen), der Umgang (Pflege, Fütterung etc.) und der Verwendungszweck in die Diagnose „Verhaltensstörung" miteinbezogen werden.

26.2

Therapie

Einige Unarten und Eigenarten werden in den folgenden Arzneimitteln dargestellt.

Ambra

Ambra grisea, Grauer Amber

Symptome beim Pferd

- Ängstliche, scheue Tiere, sie fliehen vor Artgenossen oder ziehen sich zurück. Fremde Personen werden nicht herangelassen, um Stallhalfter oder Trense anzulegen.
- Das Pferd steht mit angelegten Ohren, ängstlichem Blick im Stall und dreht immer das Hinterteil zu. Es respektiert nur eine Bezugsperson, bei der es auch Schutz sucht.
- In Gegenwart fremder Personen frisst und säuft das Pferd nicht, setzt auch keinen Kot und Harn ab.

Merke: Ein Pferd, das Ambra braucht, ist kein Turnierpferd. Es zittert und schwitzt bei allen Ortswechseln, beim Verladen, in fremden Ställen. Auch der Hufschmied wird zum Problem.

Dosierung

Mittel	Dosierung
Ambra D 30	2–3 × wöchentlich 10 Tropfen Dilution oder 10 Globuli

Belladonna

Atropa belladonna, Tollkirsche

Symptome beim Pferd

- Die Überempfindlichkeit aller Sinne steht bei diesem Mittel im Vordergrund.
- Angst, Wut, Aggression können durch Berührung, Geräusche und Licht ausgelöst werden. Überschießende, hektische Reaktionen aus Angst (Steigen, Davonstürmen, Beißen und Schlagen).
- Die Tiere bekommen einen irren Blick mit weiten Pupillen, bevor das „Ereignis" beginnt.
- Zwangsmaßnahmen verschlechtern die Symptome sofort.
- Verladeprobleme durch den Hufschlag auf der Rampe, Zwangsmaßnahmen mit Gurten oder die Peitsche, lassen den Pferdetransporter zum „Horrortrip" werden.

Merke: Die Pferde haben *Angst vor Wasser!* (Wassergraben, Bäche, Pfützen etc.).

- Die Pferde schwitzen am ganzen Körper, die sichtbaren Schleimhäute sind auffallend gerötet und der Herzschlag ist an der Halsvene gut fühlbar.

Cave

Angriffe auf fremde Personen werden gezielt durchgeführt.

Modalitäten

Verschlimmerung	Besserung
• Hitze, Sonne (alle Symptome) • Transport • Berührung • Druck • Zwangsmaßnahmen	• Ruhe, ruhiges Zureden • Schrittführen • frische Luft • leichter Gegendruck

Dosierung

Mittel	Dosierung
Belladonna D30	Bei Bedarf 2 × im Abstand von 1 Stunde 10 Tropfen Dilution oder 10 Globuli oder: 12 Stunden vor Stresssituationen und unmittelbar davor 10 Tropfen Dilution oder 10 Globuli
Belladonna D200	Einzeldosis 10 Globuli Wiederholung bei Bedarf nach 2 Monaten

Hyoscyamus

Hyoscyamus niger, Bilsenkraut

Symptome beim Pferd

- Wechsel von Angst, Aggression und Eifersucht stehen hier im Vordergrund.
- Wilder Blick, Augenmuskellähmung, große Unruhe, Zucken der Gliedmaßen und Verkriechen in eine Ecke gehören zur Symptomenreihe von Hyoscyamus.
- Die Pferde stehen mit angelegten Ohren in der Box und lassen niemanden an sich heran. Schlagen, Bissversuche, aufgeregtes Hin- und Herwerfen des Kopfes, Schnauben und „zorniges" Wiehern zeigen eine ernste Situation an.
- Die Angst vor stehendem, fließendem, tropfendem Wasser gehört zu dieser Arznei.
- Eifersüchtiges Verhalten, Aggression gegen Artgenossen, aber auch gezielte Aggression gegen Hunde, Katzen, Ziegen sowie Menschen treten häufig auf.
- Zwischen den Anfällen beobachtet man ein stupides, dummkollerartiges Verhalten ohne jegliche Aktivität.
- Während der Rosse verstärken sich alle Symptome. Neigung zur Nymphomanie.
- Hengste „drehen durch" beim Geruch und Anblick einer rossigen Stute.
- Häufiger Kot- und Harnabsatz in der Erregungsphase, auch leichte Koliken möglich.
- Die Pferde beißen gern plötzlich aus der Box heraus vorbeilaufende Kinder, die singen, pfeifen, lachen.

Modalitäten

- Die einzige Besserung bringt Ruhe in einem leicht abgedunkelten Stall.

Dosierung

Mittel	Dosierung
Hyoscyamus D 30	1 × täglich 10 Tropfen Dilution oder 10 Globuli
Hyoscyamus D 200	1 × wöchentlich 10 Globuli

Stramonium

Datura stramonium, Stechapfel

Symptome beim Pferd

Merke: Die Arznei ist die *wildeste* aller in diesem Kapitel besprochenen.

- Alle unvorhergesehenen Ereignisse (z. B. Aufflattern eines Vogels) können erst Angst, dann Zornesausbrüche zur Folge haben.
- Das Verladen aus der Halle in den dunkleren Hänger ist nicht möglich. Blenden führt zu Tobsuchtsanfällen.
- Artgenossen wirken beruhigend.
- Der Wassergraben oder farbintensive Hindernisse lassen die Tiere „ausflippen".
- Gehorsamsverweigerung, die durch Druck oder Strafe gemaßregelt wird, führt zu überschießenden Reaktionen.

Cave

Hindernisse werden niedergeritten, die Pferde steigen und versuchen den Reiter loszuwerden. Treten, Schlagen und Beißen wird ganz gezielt ausgeführt. Diese Tiere sind für den Hufschmied und den Tierarzt ein Greuel und mahnen zu *größter Vorsicht* wegen der gezielten Abwehr.
Das Ruhigstellen mit hohen Dosen von Medikamenten ist häufig die einzige Möglichkeit, irgendwelche Behandlungen durchzuführen.

Modalitäten

Verschlimmerung	Besserung
• akute Krankheiten • Alleinsein • Blendung, auch einseitig • Dunkelheit, vor allem nachts • Gewaltanwendung	• Gesellschaft anderer Pferde • Helligkeit • Ruhe • tagsüber

Dosierung

Mittel	Dosierung
Stramonium D 30	2× täglich 10 Tropfen Dilution oder 10 Globuli; bei Besserung nur noch 1–2× pro Woche oder absetzen

Nux vomica

Strychnos nux vomica, Brechnuss

Symptome beim Pferd

- Die Pferde, welche diese Arznei benötigen, regen sich über jede Kleinigkeit auf.
- Neue Gamaschen, Satteldecke oder auch eine andere Reihenfolge beim Auf- und Absatteln, sowie Neues in der Umgebung (Spiegel in der Reithalle, Verkehrszeichen, Neuanpflanzungen) führen zu Widersetzlichkeiten, Schwitzen, Nervosität, Zittern und großer Aufregung mit regelrechten Zornesausbrüchen.

Merke: Der Reiter sollte fest im Sattel sitzen, Steigen, abrupte Wendungen gehören zum Zornesritual.

- Tadeln und Bestrafung werden mit Arbeitsverweigerung und Ungehorsam beantwortet.
- Die Pferde müssen regelmäßig 3–4-mal nachgegurtet werden. Druck führt zu Gegendruck.
- Der Futterneid und die gierige Futteraufnahme führen häufig zu Verdauungsproblemen (► S. 50, ► S. 60, ► S. 71, ► S. 82), diese scheinen die Pferde noch ärgerlicher zu machen.

Cave

Das Pferd beißt und schlägt auch gezielt. In der Box und auf dem Hänger nicht zwischen Pferd und Wand geraten!

Modalitäten

Verschlimmerung	Besserung
• alle Probleme treten nach der Futteraufnahme auf • Berührung • Druck • nach neuen Lektionen	• Ruhe • ruhiges Zureden • warmer Stall und dicke Decke

Dosierung

Mittel	Dosierung
Nux vomica D 30	1 × täglich 10 Tropfen Dilution oder 10 Globuli oder Einzelgaben nach Bedarf

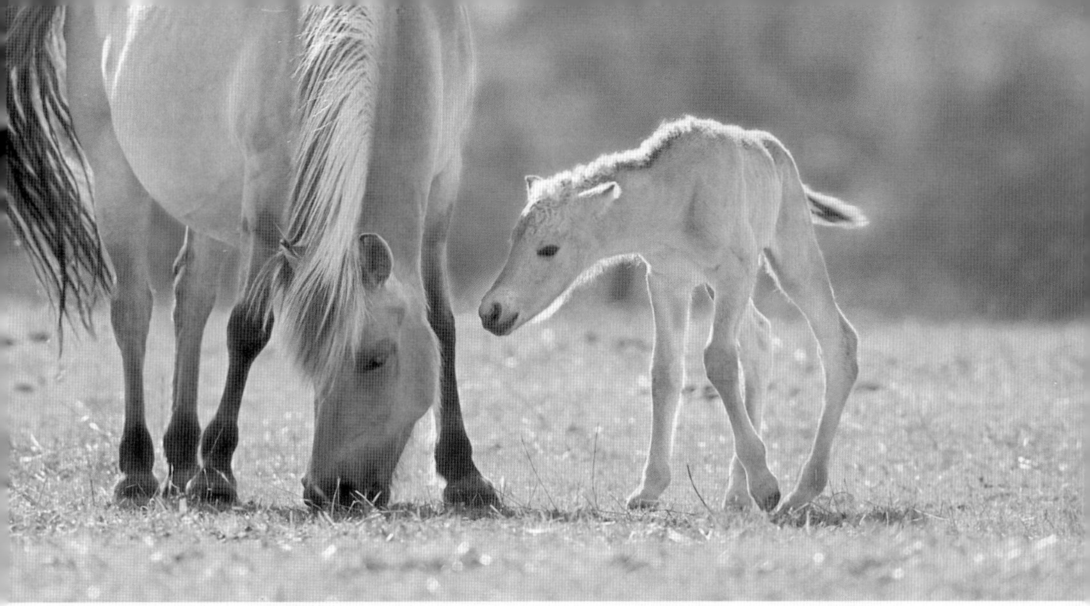

Teil VIII
Homöopathische Geburtshilfe

27 Hilfe in allen Phasen

Die Trächtigkeit und die Geburt sind ein physiologischer Vorgang und kein krankhaftes Geschehen.

Wir unterscheiden 3 Abschnitte, in die wir mit homöopathischen Arzneien vorbeugend, helfend und heilend eingreifen können:
1. die Geburtsvorbereitung
2. die Geburt selbst
3. die Nachgeburtsphase

Außerdem sind von Bedeutung in diesem Zusammenhang:
1. Verletzungen bei der Geburt
2. Milchmangel, Euterödem, Entzündung

27.1 Vorbereitung der Geburt

Die Schaffung eines hygienischen und einwandfreien Umfeldes für die Stute und das zu erwartende Fohlen wird vorausgesetzt. Erstgebärende Stuten sind etwas aufmerksamer zu beobachten als Stuten, welche schon ein- oder mehrmals gefohlt haben.

Die Beobachtung gilt vor allem dem Euter, dem weichen Geburtsweg, den Beckenbändern und schließlich dem Verhalten der werdenden Mutter.

Mit homöopathischen Arzneien können wir sehr gut prophylaktisch arbeiten, wenn wir die zu erwartenden Zustände voraussehen.

Indikation	Mittel	Besonderheiten
Lockerung und „Durchsaftung" des weichen Geburtsweges	**Erstgebärende:** **Pulsatilla D4** 1 × täglich 10 Tropfen schon 30 Tage vor dem Geburtstermin	Die Scheide und der äußere Scheidenverschluss werden besser durchblutet, sie beginnen leicht zu schwellen und sind dehnungsfähiger. Pulsatilla hat ebenso eine Wirkung auf die Sehnen und Bänder im kleinen Becken, die Elastizität wird gefördert und damit der Geburtsvorgang erleichtert. Die Anbildung des Euters wird angeregt.
	Aristolochia D12 1 × täglich 10 Tropfen in den letzten 5–8 Tagen vor der Geburt	Die Arznei wirkt erweiternd auf die kleinen Blutgefäße, fördert somit ebenfalls eine Erweiterung des weichen Geburtsweges. Eine weitere Wirkung von Aristolochia zählt auf die Keimverminderung des Geburtsweges, durch Steigerung der Phagozytose (Fresszellen nehmen Bakterien und Fremdkörper auf und verdauen diese). Die Arznei sollte vor allem Stuten mit schon mehreren Geburten und/oder mit einem mangelhaften Scheidenschluss verabreicht werden.

Indikation	Mittel	Besonderheiten
Erstlingsstute mit Unruhe, Neigung zu Koliken, Schwitzen und Harnabsatzproblemen	**Cimicifuga D4** 2× täglich 10 Tropfen 1–2 Tage vor der Geburt	

Merke: Häufige Koliken erfordern unbedingt tierärztliche Hilfe!

27.2

Geburtshilfe

Indikation	Mittel	Besonderheiten
Erstlings- und Mehrlingsstuten mit wenig oder keinen Geburtsanzeichen	**Caulophyllum D4, D6** (Frauenwurzel) 2× täglich 10 Tropfen aber bitte **erst 3–4 Tage vor** dem zu erwartenden Geburtstermin einsetzen!	Caulophyllum zeigt auch eine starke Wirkung auf das hormonelle Geschehen, das Gesäuge wächst mit Caulophyllum und das „Harzen" setzt ein.
Milchträufeln	**Phytolacca D1** 1× täglich 10 Tropfen	
ältere Stuten mit Hängeeuter, Hängebauch, Anschwellen der Hintergliedmaßen und gleichzeitigem Milchabgang	**Sepia D8, D12** 2× täglich 10 Tropfen	

Die Geburt geht bei den meisten Stuten problemlos vonstatten. Geburten, die länger als 20 Minuten dauern, erfordern meist die Mithilfe des Menschen. Erfahrene Geburtshelfer, besser noch der Tierarzt, sollten bei **Lage-, Stellungs- und Haltungsanomalien** zugezogen werden.

Indikation	Mittel	Besonderheiten
mangelnde Eröffnung des weichen Geburtswegs	**Gelsemium D4** alle 10 Minuten10 Tropfen	
mangelnde Eröffnung mit Unruhe, Stöhnen und Schmerzäußerungen	**Chamomilla D30** 10 Tropfen	
Nachlassen der Wehen	**Caulophyllum D30** 10 Tropfen	führt in der Regel nach 15–20 Minuten zu erneuter physiologischer Wehentätigkeit
Wehenschwäche von Beginn des Geburtvorgangs	**Cimicifuga D4** alle 15 Minuten 10 Tropfen **Bei Erstgebärenden:** **Pulsatilla D4** alle 15 Minuten 10 Tropfen	

27.2.1 Verletzungen bei der Geburt

Verletzungen unter der Geburt treten sehr häufig auf und verlangen je nach Schweregrad unsere oder tierärztliche Hilfe. Das Kapitel „Verletzungen“ (► **S. 158**) weist ausführliche Wege der Behandlung, doch sollen auch hier ganz kurz einige Arzneien aufgeführt werden.

Indikation	Mittel	Besonderheiten
erste Verletzungsarznei nach **Schwergeburten**	**Arnica D4** 2× täglich 10 Tropfen oder **Arnica D30** 1× 10 Tropfen	
Blutergüsse, oberflächliche und tiefere Verletzungen und Quetschungen der Schleimhäute mit nur leichten Blutungen und nach intensiver Geburtshilfe	**Bellis perennis D2** 2× täglich 10 Tropfen	die **„Arnica der Gebärmutter“** ist **Bellis perennis,** das Gänseblümchen
	Aristolochia D12 1× täglich 10 Tropfen	hält die bakterielle Keimbesiedelung nach Schleimhautverletzungen des weichen Geburtsweges in Grenzen und wirkt mit seiner durchblutungsfördernden Kraft schnell heilend
leichte dunkelrote und/oder dunkelrote Hämatome	**Hamamelis D4** 2–3× täglich 10 Tropfen	
Hellrote leichte Blutungen deuten auf die Verletzung einer kleinen Arterie hin	**Arnica D4,** besser noch **Millefolium D4** 1–3 × täglich 10 Tropfen	für schnelle Hilfe im Abstand von 15 Minuten geben
Quetschungen der Nerven, Hinterhandschwäche mit meist wechselnder Lahmheit oder unkoordiniertem Gang	**Hypericum D4** 2–3× täglich 10 Tropfen **Hypericum D200** als 1-malige Gabe von 10 Tropfen	

Merke: Tiefergreifende Verletzungen: Dammrisse, starke Blutungen, große Blutergüsse, großflächige Schleimhautablösungen, Einrisse am äußeren Genitale usw. erfordern schnelle tierärztliche Hilfe.
Die Nachbehandlung kann gegebenenfalls mit homöopathischen Arzneien erfolgen.

27.3
Nach der Geburt

Die **Nachgeburtsphase** wird meist mit der Ausstoßung der Fruchthüllen eingeleitet, dies sollte spätestens nach 60 Minuten erfolgt sein.
Wir untersuchen die Vollständigkeit der Nachgeburt, indem wir die Fruchthüllen ausbreiten und mit einem Schlauch Wasser einlaufen lassen. Auf diese Weise füllt sich die Hülle, zeigt eventuelle Defekte auf, was auf Unvollständigkeit der Fruchthüllen schließen lässt. Verbleiben die Nachgeburt oder Teile davon in der Gebärmutter, muss sofort der Tierarzt verständigt werden.

Indikation	Mittel	Besonderheiten
Reinigung der Gebärmutter	**Sabina D6** 2× täglich 10 Tropfen über 3–4 Tage	der Lochialfluss wird beschleunigt und Infektionen mit Bakterien wird vorgebeugt, verbliebene Nachgeburtsteile werden eliminiert. wirkt stimulierend auf die Fohlenrosse.
Rückbildung und Abheilung der Gebärmutterschleimhaut	**Aristolochia D12** 1–2× täglich 10 Tropfen	beugt Entzündungen vor.
dunkler, faulig riechender Ausfluss	**Secale D6** 2× täglich 10 Tropfen bis zu Beginn der Fohlenrosse.	

27.3.1 Milchmangel, Euterödem, Entzündung

Merke: Der *Milchmangel* kann zu *lebensbedrohlicher Unterernährung* beim Fohlen führen. Hier ist es unerlässlich, eine exakte Abklärung herbeizuführen. Euterentzündungen sollten vom Tierarzt behandelt werden.

Indikation	Mittel	Besonderheiten
gestörter Milchfluss	**Phytolacca D6, D12** 1–2× täglich 10 Tropfen	das Euter ist eher schlaff und das Anrüsten durch das Fohlen ist erfolglos. Durch diese Arznei wird die Anbildung des Drüsengewebes gefördert
	Erstlingsstuten: **Pulsatilla D4** 2× täglich 10 Tropfen	die Stute kommt ihren mütterlichen Pflichten aufopferungsvoll nach, nur die Milchmenge reicht kaum zur Ernährung des Fohlens. Pulsatilla begünstigt Milchfluss und Milchmenge
umfangreiches Euterödem nach Schwergeburten	**Urtica urens D4** 2–3× täglich 10 Tropfen	

Indikation	Mittel	Besonderheiten
schmerzhaftes Euterödem mit Weigerung, das Fohlen saufen zu lassen	**Apis mellifica D4** 2× täglich 10 Tropfen	hier erstreckt sich das Ödem am Unterbauch entlang, bei ungeheurer Berührungsempfindlichkeit
nachlassende Milchsekretion nach Belegung in der Fohlenrosse	**Agnus castus D4** 1× täglich 10 Tropfen, ca. 3 Wochen lang	
schmerzhafteste Euterentzündung mit wässrigem blutigem Sekret abtropfend, das Fohlen abweisend	**Asa foetida D4** 3–4× täglich 10 Tropfen	hier finden wir ein verhärtetes Drüsengewebe mit großer Hitze. Jede kleinste Berührung ist äußerst schmerzhaft

Werden die Heilkräfte homöopathischer Arzneimittel richtig eingesetzt, sollte einer zufriedenen Fohlenmutter und dem Glück stolzer menschlicher „Pferdeeltern“ nichts mehr im Wege stehen.

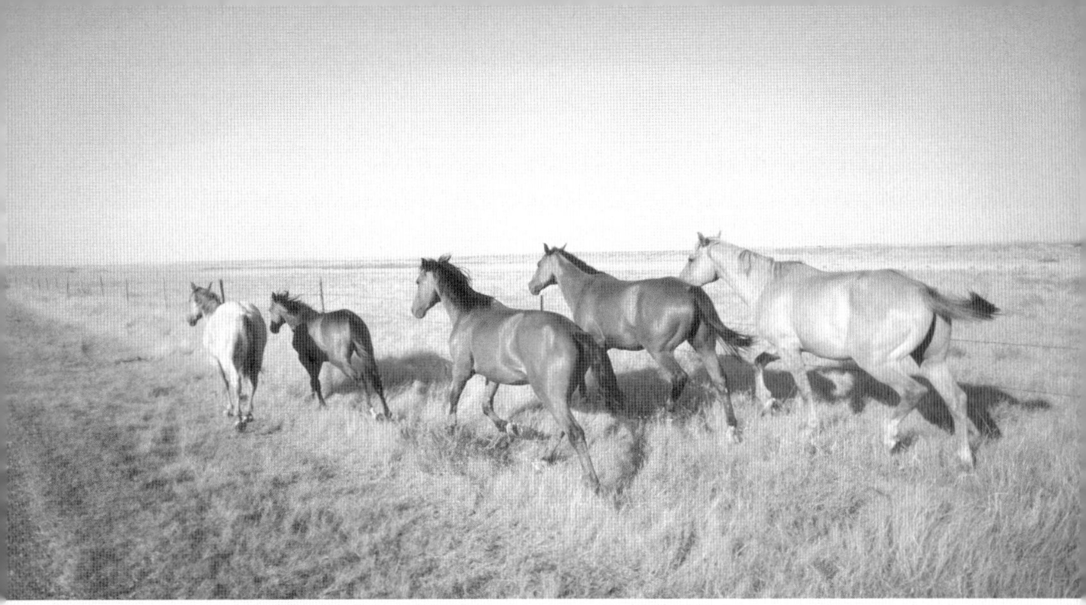

Anhang

28 Arzneimittelrechtliche Aspekte der homöopathischen Therapie beim Pferd

Hier ist in den letzten Jahren viel Diskussion und Verwirrung entstanden durch die neue EG-Richtlinie 92/74 „Veterinärhomöopathika" und deren Umsetzung in deutsches Arzneimittelrecht. Es kann hier nur der derzeitige Stand dargestellt werden.

Danach wird bei der Anwendung von homöopathischen Arzneimitteln grundsätzlich unterschieden zwischen der Anwendung bei Tieren, die der Gewinnung von Lebensmitteln dienen (dazu gehören auch Pferde, wenn sie bei schweren oder unheilbaren Erkrankungen der Schlachtung zugeführt werden) und „Hobbytieren" (dazu gehören Pferde, die im Falle einer schweren oder unheilbaren Erkrankung euthanasiert werden).

Bei den der Lebensmittelgewinnung dienenden Tieren ging es dem Gesetzgeber in erster Linie darum, für den Verbraucher jedes Risiko eines Arzneimittelrückstandes in Fleisch oder Organen und damit einer Gesundheitsgefährdung zu vermeiden. Dies führt bei der Anwendung von konventionellen Arzneimitteln zu Wartezeiten, die nach Verabreichung bis zur Schlachtung einzuhalten sind.

Bei homöopathischen Arzneimitteln konnte noch nie ein Rückstand oder ein positiver Hemmstofftest (Hemmung von Bakterienkulturen) nachgewiesen werden. Da es nicht möglich ist, für die vielen verschiedenen homöopathischen Arzneien in den verschiedenen Potenzen entsprechend umfangreiche Rückstandsuntersuchungen durchzuführen, geht man in der Regel von dem rein rechnerisch sehr geringen Wirkstoffgehalt der potenzierten Arzneimittel aus und die Homöopathika gelten daher als rückstandsfrei oder zumindest sehr rückstandsarm.

Dennoch sieht die EG-Richtlinie vor, dass Homöopathika erst ab der D6 bei allen lebensmittelliefernden Tieren eingesetzt werden dürfen.

Inzwischen wurden gemäß EG-Verordnung 2796/95 alle Veterinärhomöopathika ab D4 aufgenommen in den Anhang II der EG-Verordnung 2377/90. Für diese Arzneimittel müssen keine Mindestrückstandswerte (MRL-Werte) festgesetzt werden.

Die Anwendung von tieferen Potenzen ist in Deutschland da möglich, wo homöopathische Arzneimittel auch in tieferen Potenzen für die Anwendung am lebensmittelliefernden Tier registriert oder zugelassen sind.

Für die nicht der Lebensmittelgewinnung dienenden Tiere (also Pferde, die nicht geschlachtet werden) können weiterhin alle Zubereitungen und Potenzen der homöopathischen Arzneimittel zur Anwendung kommen, für die eine Registrierung zur Sicherung der Qualität vorliegt, das sind alle auf dem Markt befindlichen homöopathischen Arzneimittel.

29 Wichtige homöopathische Fachausdrücke von A–Z

Arzneimittelbild

Die Summe der Symptome, die bei einer Arzneimittelprüfung beim gesunden Menschen auftreten. Die Symptome des Arzneimittelbildes werden ergänzt durch die Symptome der akuten und chronischen Toxikologie der jeweiligen Arznei und durch Erfahrungen am kranken Menschen bzw. kranken Tier.

Bewährte Indikationen

Von Prof. *Dorcsi* in der Wiener Schule geprägter Begriff. Bei einer bestimmten Indikation, z.B. akutes Trauma, hat sich für eine bestimmte Symptomatik z.B. akute Quetschung/Bluterguss, Schmerzhaftigkeit, Berührungsempfindlichkeit, Unruhe, eine bestimmte Arznei, hier Arnica, immer wieder bewährt.

Bewährte Indikationen beziehen sich auf eine bestimmte Symptomatik bei einer klinischen Indikation, die direkte Ähnlichkeit zu einer homöopathischen Arznei hat.

Arzneimittelprüfung

Von *Hahnemann* in die Homöopathie eingeführt: gesunde Menschen (freiwillige Prüfer) nehmen eine bestimmte Potenz einer homöopathischen Arznei ein. Die Symptome, die sie daraufhin an sich beobachten, werden genauestens aufgeschrieben. Die Summe dieser Symptome sind Basis der Arzneimittelbilder. Auch heute noch werden Arzneimittelprüfungen nach strengen Kriterien und wissenschaftlichen Richtlinien in sog. Doppelblindversuchen durchgeführt, um eine größtmögliche Objektivierung zu erreichen.

Dilution

Homöopathisches Arzneimittel in flüssiger Form, normalerweise eine alkoholische Verschüttelung, wobei der Alkoholgehalt für das jeweilige Mittel und die Potenz im Deutschen homöopathischen Arzneibuch (HAB) genau festgelegt ist.

Erstverschlimmerung

Besser **Erstreaktion,** eine vorübergehende, in der Regel leichte Verschlimmerung einzelner Krankheitssymptome, die nach Einnahme eines Mittels erfolgt. Sie wird gewöhnlich gefolgt von einer deutlichen Besserung der Erkrankung. Deutliche Erstreaktionen sind meist Anzeichen einer zu häufigen Arzneigabe oder einer falschen Potenzwahl.

Homöopathie

(griechisch: homoios = ähnlich, pathos = Leiden)

Das von *Samuel Hahnemann* entwickelte Therapieverfahren. Grundprinzip ist das **Ähnlichkeitsgesetz** „Similia similibus curentur" oder „Ähnliches wird durch Ähnliches geheilt". Eine kleine Dosis einer Arznei ist für sich in der der Lage ähnliche Symptome zu heilen wie die, die sie am gesunden Menschen erzeugen kann. Weitere Grundprinzipien sind die **Potenzierung** (Verdünnung und Verschüttelung bzw. Verreibung) homöopathischer Arzneimittel, die **Arzneimittelprüfung** am gesunden Menschen und die **Individualisierung**.

Konstitutionelles Mittel

Ein Mittel, welches sowohl aufgrund des Körperbaus, des Temperaments, des Verhaltens, der Reaktionsweise des kranken Tieres und seiner lokalen Krankheitssymptome verordnet wird.

Materia medica

Die homöopathische Pharmakopoe. Sie enthält die verschiedenen Arzneien mit ihren Symptomen und Zeichen, meist nach dem Kopf-zu-Fuß-Schema geordnet.

Modalitäten

Alle Einflüsse, die sich bessernd oder verschlimmernd auf einen Krankheitszustand auswirken. Z.B: Schmerzen mit **Verschlimmerung** durch Bewegung, **Besserung** durch lokale Wärme. Verschlimmernde Faktoren werden oft abgekürzt als < = Verschlimmerung und > = Besserung, z.B. Schmerzen, < Bewegung, > Wärme.

Potenz

Verdünnungs- bzw. Potenzierungsgrad einer homöopathischen Arznei. Die homöopathischen Arzneimittel werden in potenzierter Form angewandt. Flüssige Arzneiformen werden in bestimmtem Verhältnis (meist 1 : 10 oder 1 : 100) verdünnt und durch kräftige Schüttelschläge verschüttelt (potenziert). Durch die **Verschüttelung (Potenzierung)** wird zusätzlich Energie zugeführt. Feste Arzneiformen werden in der Regel mit Milchzucker im Verhältnis 1 : 10 oder 1 : 100 versetzt. Die Potenzierung, also Zuführung der Energie erfolgt durch die **Verreibung,** deren Dauer genau vorgeschrieben ist. Eine Potenz, die sechsmal im Verhältnis 1 : 10 potenziert worden ist, wird als „D 6" bezeichnet (6× im englischsprachigen Bereich und 6 DH in Frankreich), währenddessen die 6. Potenz 6× im Verhältnis 1 : 100 potenziert ist und als „C 6" (6 C im englischsprachigen Bereich oder 6 CH in Frankreich) bezeichnet werden.

Niedrige Potenzen: Von D 1 bis D 8 (C 6)

Hohe Potenzen: C 20, D 200, 1 M (C 1000), 10 M.

Repertorium

Sammlung von Symptomen und den dazugehörigen Arzneien. Zu jedem Symptom oder jeder Rubrik sind alle Arzneimittel aufgelistet, die dieses Symptom hervorrufen können oder durch Bestätigung am kranken Menschen oder die akute oder chronische Toxikologie in das Arzneimittelbild aufgenommen wurden. Die Symptome sind nach bestimmten Richtlinien und Kriterien geordnet. Verschiedene Schrifttypen dokumentieren die sog. Wertigkeit der Arznei bei einem bestimmten Symptom: **fett gedruckt,** wenn das Symptom sehr häufig bei einem Mittel auftritt, *kursiv gedruckt,* wenn es nicht so häufig auftritt und gewöhnlicher Druck, wenn das Symptom bisher nur in Einzelfällen beobachtet wurde.

Simillimum

Die homöopathische Arznei, die das Symptomenbild des Patienten am genauesten abdeckt und zur Heilung führt.

Urtinktur
Unverdünnte, alkoholische (oder auch andere Stoffe enthaltende) Lösung, die als Ausgangsprodukt zur Herstellung der homöopathischen Arzneimittel dient. Sie wird bezeichnet mit O.

Trituration
Verreibung einer homöopathischen Arznei in fester Form. In der Regel erfolgt eine Verreibung mit Milchzucker. Die Trituration (Pulver) ist die Ausgangssubstanz für homöopathische Tabletten, die durch Pressen aus der Trituration hergestellt werden.

Verschüttelung
Vorgang, bei dem bei jedem Verdünnungsschritt eines Mittels durch genau vorgeschriebene Schüttelschläge das Mittel potenziert wird. Traditionellerweise wird das Potenzierungsgefäß gegen ein Lederkissen geschlagen, heute gewöhnlich eine mechanische Verschüttelung.

30 Literaturverzeichnis

Dorcsi M: Homöopathie – Grundausbildung Bd. 1. 3. Aufl. Heidelberg: Haug Verlag; 1977

Dorcsi M: Homöopathie – Organotropie Bd. 4. 4. Aufl. Heidelberg: Haug Verlag; 1977

Dorcsi M: Homöopathie – Arzneimittellehre Bd. 5. 1. Aufl. Heidelberg: Haug Verlag; 1983

Dorcsi M: Homöopathie – Symptomenverzeichnis Bd. 6. 4. Aufl. Stuttgart: Haug Verlag; 1996

Fröhner E: Lehrbuch der Toxikologie für Tierärzte. Stuttgart: Ferdinand Enke Verlag; 1890

Günther FA: Die Krankheiten des Pferdes und ihre homöopathische Heilung. Sondershausen: Verlag v. Friedrich August Eupel; 1850

Hahnemann S: Organon der Heilkunst. 6. Aufl. Heidelberg: Haug Verlag; 1991

Kent JT: Kent's Arzneimittelbilder. 3. Aufl., Karl F. Haug Verlag Heidelberg, 1980

Macleod G: Pferdekrankheiten – Homöopathisch behandelt. WBV – Biologisch – Medizinische Verlagsgesellschaft; 1977

Mezger J: Geschichte homöopathischer Arzneimittellehre Bd. 1 und 2. 12. Aufl. Heidelberg: Haug Verlag; 2007

Nash EB: Leitsymptome in der Homöopathischen Therapie. 2. Aufl. Heidelberg: Haug Verlag; 2009

Rakow B: Rakow M. Bewährte Indikationen der Homöopathie in der Veterinärmedizin. 6. Aufl. Stuttgart: Sonntag Verlag; 2011

Rakow B: Der homöopathische Hundedoktor. 2. Aufl. Stuttgart: Franckh-Kosmos; 2002

Vogel E: Spezielle Arzneimittellehre für Tierärzte. 2. Aufl. Rastatt; Verlag Paul Neff; 1881

Wolter H: Kompendium der tierärztlichen Homöopathie. 2. Aufl. Stuttgart: Ferdinand Enke Verlag; 1995

31 Sachverzeichnis

Arzneimittelverzeichnis

Indikationsverzeichnis

Von A wie „Abmagerung“ bis Z wie „Zystitis“

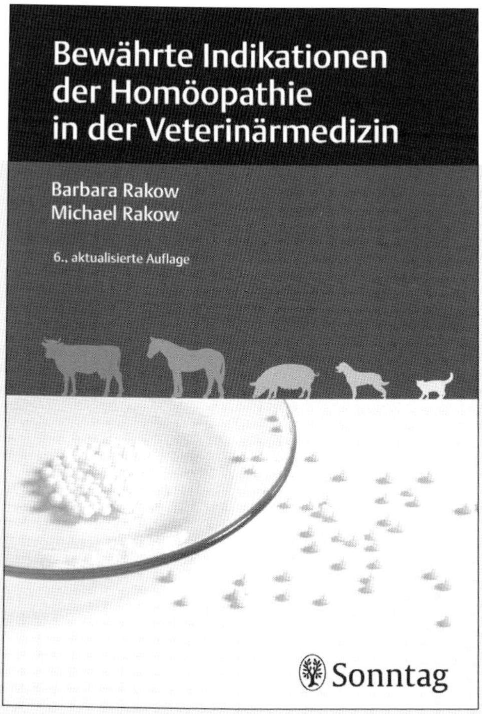

B. Rakow, M. Rakow
Bewährte Indikationen der Homöopathie in der Veterinärmedizin
6., aktualisierte Auflage 2011, 226 S., geb.
ISBN 978-3-8304-9282-5
49,95 € [D]

Hier finden Sie die bewährten homöopathischen Mittel übersichtlich nach Indikationen aufgelistet. Ein schneller Zugriff ist so garantiert.

Die 6. Auflage des bewährten Nachschlagewerkes überzeugt durch maximale Übersichtlichkeit:

> Das alphabetische Griffregister ermöglicht ein problemloses Auffinden der gesuchten Indikationen.
> Zu jeder Indikation sind die homöopathischen Mittel gemäß ihrer Bedeutung aufgelistet.
> Viele Arzneimittel sind um ihre homöopathischen Symptome ergänzt – dies erleichtert die Differenzierung und die Wahl des richtigen Mittels.
> Die Modalitäten sind in einem Extra-Kapitel zusammengefasst – für eine zusätzliche Absicherung der Mittelwahl.

Preisänderungen und Irrtum vorbehalten (Stand: 11/11). €-Preise gültig in Deutschland.

Tel. (0711) 8931-900
Fax (0711) 8931-901
kundenservice@thieme.de
www.sonntag-verlag.de
MVS Medizinverlage Stuttgart GmbH & Co. KG
Oswald-Hesse-Straße 50, 70469 Stuttgart

Sonntag